SV

Band 740 der Bibliothek Suhrkamp

Stanisław Lem

Provokation

Besprechung eines
ungelesenen Buches

Autorisierte Übertragung
aus dem Polnischen
von Jens Reuter

Suhrkamp Verlag

Titel des erstmals 1980 in den Nummern 7 und 8 (Juli und August) der Monatszeitschrift *Odra* erschienenen polnischen Originals: *Prowokacja*.

Erste Auflage 1981

Druck: Nomos Verlagsgesellschaft, Baden-Baden
Printed in Germany

Horst Aspernicus
Der Völkermord

I. Die Endlösung als Erlösung
II. Fremdkörper Tod

Göttingen 1982

Ein Sachkenner bemerkte, es sei ein glücklicher Umstand, daß diese Geschichte des Völkermords von einem Deutschen geschrieben wurde, denn ein anderer Autor hätte sich wohl den Vorwurf der Germanophobie zugezogen. Ich glaube nicht, daß es so gekommen wäre. Der Göttinger Anthropologe hält die Tatsache, daß es die Deutschen waren, die die »Endlösung der Judenfrage« im Dritten Reich herbeiführen wollten, für den sekundären Teil eines Prozesses, der weder auf die deutschen Mörder noch auf die jüdischen Opfer beschränkt ist. Abscheuliche Dinge sind über den modernen Menschen schon öfter geschrieben worden. Unser Autor hat jedoch beschlossen, mit diesem Menschen ein für allemal abzurechnen, ihn so festzunageln, daß er sich nicht mehr rühren kann. Aspernicus, ein Name, bei dem man unwillkürlich an Kopernikus denkt, hat sich wie sein großer Vorgänger in der Astronomie das Ziel gesetzt, eine Revolution in der Anthropologie des Bösen herbeizuführen. Der Leser möge anhand einer Inhaltsangabe beider Bände selbst beurteilen, ob ihm dies gelungen ist.
Der erste Band beginnt, wie es sich für ein derart umfangreiches Vorhaben geziemt, mit einer Be-

trachtung der unter den Tieren herrschenden Verhältnisse. Der Autor befaßt sich mit den Raubtieren, die aus Instinkt töten, um zu leben. Er betont, daß ein Raubtier, besonders ein großes, niemals über seine eigenen und die Bedürfnisse seines Trosses von Kommensalen hinaus tötet; bekanntlich hat ja jede Raubtiergattung einen derartigen Troß, bestehend aus schwächeren Tieren, die Nutznießer der übriggelassenen Beute sind. Die Nichtraubtiere werden nur in der Brunftzeit aggressiv. Zu den Ausnahmen zählen Fälle, in denen der Kampf der um ein Weibchen konkurrierenden Männchen mit dem Tod des Rivalen endet. Das Töten um des Tötens willen ist unter den Tieren eine sehr seltene Erscheinung. Noch am häufigsten kann man dieses Phänomen unter den Haustieren beobachten.

Anders liegen die Dinge beim Menschen. Wie die Chroniken berichten, endeten kriegerische Zusammenstöße seit den ältesten Zeiten gewöhnlich mit dem Massenmord an den Besiegten. Die Beweggründe waren im allgemeinen praktischer Natur: Der Sieger liquidierte auch die Nachkommenschaft des unterlegenen Gegners, um vor künftiger Vergeltung völlig sicher zu sein. Derartige Gemetzel trugen in den antiken Kulturen einen öffentlichen, ja geradezu ostentativen Charakter, da Körbe voller abgeschnittener Glieder und Genitalien im Triumphzug als Exponate des Erfolgs mitgeführt wurden. Auch stellte in der Antike niemand dieses Recht des Siegers in Frage. Ausschlaggebend dafür, ob man die Besiegten tötete oder sie zu Sklaven machte, waren rein sachliche Nutzerwägungen.

Anhand von reichhaltigem Material zeigt Aspernicus auf, wie sich durch die Einführung gewisser Beschränkungen allmählich Kriegsregeln herausbildeten – ein anschauliches Beispiel bilden die Codices der Ritter –, wenngleich man in Bürgerkriegen derartige Beschränkungen nicht beachtete, da es sehr viel gefährlicher war, den Widersacher im Innern am Leben zu lassen als den äußeren Feind. Hier liegt auch die Erklärung dafür, weshalb die Katholiken die Katharer sehr viel grausamer verfolgten als die Sarazenen.

Die ständig wachsende Zahl derartiger Beschränkungen führte schließlich zu Übereinkünften nach Art der Haager Konvention. Ihr Kern besteht darin, daß der militärische Erfolg und der Mord an den Besiegten endgültig voneinander getrennt werden sollen. Ersterer darf in keinem Fall letzteren nach sich ziehen. In dieser Trennung erblickte man einen Fortschritt in der Ethik militärischer Konflikte. Akte des Völkermords ereigneten sich auch in der Neuzeit, jedoch war ihnen der archaische, ostentative Charakter ebenso fremd wie das ausgesprochen eigennützige Interesse der Urheber. An dieser Stelle geht Aspernicus zur Untersuchung der Rationalisierungen über, die in verschiedenen Jahrhunderten zur Rechtfertigung des Völkermords vorgebracht wurden.

In der christianisierten Welt wurden diese Rationalisierungen zum universellen Phänomen. Im übrigen muß man hinzufügen, daß weder bei den Expeditionen der Kolonialzeit, noch bei der Sklavenjagd in Afrika, noch vorher bei der Befreiung des Heiligen Landes die Intention des Völkermords direkt im Vordergrund stand, sondern daß es um Arbeitskräfte ging, um die Bekehrung der Heiden, um die Annexion überseeischer Länder; folglich bedeutete die Abschlachtung der Ureinwohner lediglich die Beseitigung von Hindernissen auf dem Wege zum Ziel. Man kann jedoch in der Chronologie der Genozide einen *Rückgang des eigennützigen Inter-*

esses als Motivationskomponente im Vergleich zur Rechtfertigungskomponente entdecken, das heißt ein zunehmendes Übergewicht des immateriellen gegenüber dem materiellen Nutzen der Urheber. Einen Vorläufer des Völkermords, wie er unter Hitler praktiziert wurde, erblickt Aspernicus in dem Massaker an den Armeniern, das die Türken während des Ersten Weltkriegs veranstalteten, da hier bereits alle Züge des modernen Völkermords vollständig ausgeprägt waren: Das Massaker brachte den Türken keinerlei nennenswerten Nutzen, gleichzeitig wurde es in seinen Motiven mit dem Schleier der Lüge umgeben und vor der Welt, so gut es eben ging, verborgen. Denn dem Autor gemäß ist es nicht der Völkermord tout court, der dem 20. Jahrhundert das Gepräge verleiht, sondern der Mord mit total gefälschter Rechtfertigung, der in seinem Ablauf und in seinen Folgen so sehr verhüllt wird, wie dies nur eben möglich ist. Der materielle Nutzen, der aus der Beraubung der Opfer gezogen wurde, war im allgemeinen gering oder es war sogar so, wie im Falle der Juden und der Deutschen: Der Judenmord stellt in der Bilanz des deutschen Staatshaushalts einen materiell-kulturellen Verlust dar, wie von deutschen

Autoren nach dem Kriege anhand umfangreichen faktographischen Materials nachgewiesen wurde. Im Laufe der Geschichte erfolgte somit eine buchstäbliche Umkehrung der Ausgangssituation: Der früher real vorhandene militärische und wirtschaftliche Nutzen des Genozids war inzwischen zur bloßen Fiktion geworden, und aus eben diesem Grunde entstand die Notwendigkeit, völlig neue Rechtfertigungsgründe für die mörderischen Praktiken zu erfinden. Hätten diese Rechtfertigungsgründe die Kraft zwingender Argumente erhalten, so wäre es nicht nötig gewesen, die massenhafte Vollstreckung von Todesurteilen, die mit dieser Begründung erfolgte, vor aller Welt zu verbergen. Da man jedoch überall heimlich mordete, waren die Rechtfertigungsgründe offensichtlich nicht einmal für die Aktivisten des Genozids überzeugend. Aspernicus bemerkt, hier handle es sich um eine frappierende Diagnose, die jedoch angesichts der Fakten nicht zu widerlegen sei. Wie die erhaltenen Dokumente aufzeigen, hielt sich der Nationalsozialismus beim Völkermord an folgende Gradation: Den unterjochten Völkern, die wie die slawischen dezimiert werden sollten, wurde ein Teil der Exekutionen öffentlich angekündigt, den total zu liquidierenden Gruppen hingegen, wie den Juden und den Zigeunern, wurden die Hinrichtungen nicht in analoger Weise zur Kenntnis gebracht. Je totaler der Mord, um so mehr wurde er mit Geheimhaltung umgeben.

Aspernicus untersucht die Gruppe dieser Phänomene mit Hilfe der Methode sukzessiver Penetrationen, um so Schritt für Schritt zu den tieferen Motiven des Völkermords vorzudringen. Zunächst zeigt er auf der Karte Europas einen von Westen nach Osten verlaufenden Gradienten, der sich vom Pol der Geheimhaltung bis zum Pol der Öffentlichkeit erstreckt oder, ausgedrückt in moralischen Kategorien, vom verschämten bis zum schamlosen Mord.

Was die Deutschen in Westeuropa lokal, geheim, in geringerem Ausmaß und zögernd unternahmen, das taten sie im Osten in einem sich ständig steigernden Maßstab, entschlossen, immer rücksichtsloser und offener. Die Zone der kaum verhüllten Morde begann an den Grenzen der annektierten polnischen Gebiete, d. h. im Generalgouvernement; je weiter man jedoch nach Osten kam, um so offener wurde der Genozid zu einer unverzüglich anzuwendenden

Norm; oftmals ermordete man die Juden an ihrem Wohnort, ohne sie in Gettos zu isolieren oder in die Vernichtungslager zu transportieren. Der Autor ist der Meinung, daß diese Differenzierung von der Hypokrisie der Völkermörder zeugt, die sich scheuten, im Westen das zu tun, was sie im Osten taten, wo sie sich nicht einmal die Mühe machten, den äußeren Schein zu wahren.

Das Programm der »endgültigen Lösung der Judenfrage« hatte in seinem Anfangsstadium noch verschiedene Varianten, unterschiedlich in der Intensität der Grausamkeit, jedoch mit identischem Finale. Aspernicus bemerkt mit Recht, daß sich auch eine unblutige Variante hätte realisieren lassen, die für das Dritte Reich in militärischer und wirtschaftlicher Hinsicht sogar nutzbringender gewesen wäre, nämlich die Trennung der jüdischen Bevölkerung nach Geschlechtern und ihre anschließende Isolierung in Gettos oder Lagern. Wenngleich die Deutschen bei der Wahl ihres Vorgehens ethische Faktoren unberücksichtigt ließen, hätten sie doch zumindest den Faktor *Eigennutz* berücksichtigen müssen, der in dieser Variante zweifellos gegeben war. Eine beträchtliche Anzahl von Eisenbahnzügen, mit denen man die Juden aus den Gettos in die Vernichtungslager transportierte, hätte wieder für militärische Zwecke zur Verfügung gestanden; gleichzeitig wäre auch der personelle Aufwand zurückgegangen, denn die bloße Überwachung der Gettos hätte weitaus geringere Kräfte gebunden als die zur unmittelbaren physischen Ausrottung erforderlichen. Auch die Belastung der Industrie, die ja Krematorien, Mühlen für Menschenknochen, Zyklon und andere zum Völkermord unerläßliche Utensilien produzieren mußte, hätte sich verringert. Die nach Geschlechtern getrennten Juden wären in maximal 40 Jahren ausgestorben; dabei braucht man nur daran zu denken, in welchem Tempo, bedingt durch Hunger, Krankheit und Entkräftung infolge von Zwangsarbeit, die Bevölkerung der Gettos dahinschmolz. Das Tempo eines solchen indirekten Völkermords war dem Stab zur »Endlösung der Judenfrage« zu Beginn des Jahres 1942 bekannt; als dieser Stab nun seine endgültigen Entscheidungen traf, konnte er noch voll und ganz auf einen deutschen Sieg rechnen; folglich gab es keinerlei Faktoren, die für eine blutige Lösung sprachen, es sei denn die nackte Mordlust.

Wie die erhaltenen Dokumente bezeugen, prüften die Deutschen auch die Zweckmäßigkeit anderer Methoden, zum Beispiel die Unfruchtbarmachung mit Hilfe von Röntgenstrahlen, entschieden sich schließlich jedoch für das Massaker. Für die Geschichte der Deutschen, erklärt Aspernicus, für die Bemessung ihrer Schuld, für die Weltpolitik in der Nachkriegszeit, hatte die konkrete Variante des Judenmords keinerlei Bedeutung, denn auch ohne sie war das Dritte Reich durch Kriegsverbrechen belastet, die nur mit der schwersten Strafe geahndet werden konnten. Auch ist der kein geringerer Verbrecher, der ein Volk durch Zwangssterilisierung oder durch Isolierung nach Geschlechtern ausrottet als derjenige, der es ermordet. Für die Psychologie des Verbrechens jedoch, für die Analyse der Nazi-Doktrin, für die Theorie vom Menschen bedeutet dies einen kapitalen Unterschied. Himmler begründete den Judenmord gegenüber seinen Mitarbeitern mit der Notwendigkeit, die Juden zu vernichten, damit sie niemals wieder eine Gefahr für den Bestand des deutschen Staates darstellen könnten. Aber selbst wenn man das Vorhandensein einer derartigen Gefahr für bare Münze nimmt, so erweist sich die Variante des indirekten Völkermords materiell, technisch und organisatorisch als die wirtschaftlichste. Himmler belog also seine Leute und wahrscheinlich auch sich selbst. Diese Tatsache wurde durch die späteren Ereignisse verschleiert, als die Deutschen schwere Niederlagen hinnehmen mußten, und es zu umfangreichen Rückzugsbewegungen und gleichzeitig zu Versuchen kam, die Spuren der Massenexekutionen durch Verbrennung der exhumierten Leichen zu verwischen. Wäre es erst jetzt zum blutigen Genozid gekommen, so hätte man an die Echtheit der Überzeugungen der Himmlers und Eichmanns glauben können, daß sie nämlich durch die Angst vor der Vergeltung der Sieger zum Mord getrieben worden seien. Da es jedoch nicht so war, log Himmler ebenfalls, als er die Juden mit auszurottenden Parasiten verglich, denn Parasiten vernichtet man nicht in der erklärten Absicht, ihnen Qualen zuzufügen.

Mit einem Wort, es ging nicht nur um den Nutzen aus dem begangenen Verbrechen, sondern um die Befriedigung, die seine Ausführung verschaffte.

Noch 1943 – und vielleicht auch später – konnten sich Hitler und sein Stab dem Glauben an einen deutschen Sieg hingeben – und »über die Sieger sitzt niemand zu Gericht«. Daher ist es sehr schwer zu erklären, weshalb sich die Nazis nicht rückhaltlos zu den Akten des Völkermords bekannten, weshalb ihre Untaten sogar in streng geheimen Dokumenten mit Kryptonymen wie »Umsiedlung« getarnt wurden, obwohl doch Vernichtung gemeint war. Aspernicus ist der Meinung, daß in dieser Doppelzüngigkeit der Versuch zum Ausdruck kommt, dasjenige miteinander zu vereinbaren, was unvereinbar ist. Die Deutschen sollten edle Arier sein, die ersten unter den Europäern, heldenhafte Sieger, und gleichzeitig Mörder von Wehrlosen. Das eine verkündeten sie, das andere aber taten sie, und aus diesem Zwiespalt entstand das umfangreiche Vokabular der Umbenennungen und Fälschungen wie »Arbeit macht frei«, »Umsiedlung« und eben auch »Endlösung« als Euphemismen für Verbrechen. Gerade in dieser Verlogenheit zeigt sich nach dem Urteil des Autors – allen Aspirationen des Nazi-Regimes zum Trotz – die Zugehörigkeit der Deutschen zur christlichen Kultur: Sie waren von dieser Kultur derart stark geprägt, daß es ihnen trotz aller Anstrengungen nicht gelang, sich in jeder Hinsicht außerhalb

des Evangeliums zu stellen. Selbst wenn man in diesem Kulturkreis alles tun kann, bemerkt unser Autor, so heißt dies noch nicht, daß man auch alles sagen kann. Diese Kultur ist ein unabweisbares Faktum, denn wenn es anders wäre, hätten die Deutschen keinerlei Hemmungen gehabt, ihre Taten beim Namen zu nennen.
Der erste Band der Arbeit von Horst Aspernicus enthält unter dem Titel »Die Endlösung als Erlösung« einen Überblick über alle in letzter Zeit unternommenen Versuche, die Wahrheit über den Völkermord des Dritten Reiches als Fälschung und Lüge hinzustellen, von den Siegern dazu bestimmt, den geschlagenen Deutschen auch moralisch den Todesstoß zu versetzen. Könnten nun solche Versuche – nämlich die Negation dessen, was in unzähligen Dokumentarphotos, Geständnissen, Nazi-Archiven seinen Niederschlag gefunden hat, in ganzen Ballen von Frauenhaar, das den Opfern vom Kopf geschoren wurde, in Halden von Prothesen, die man todgeweihten Krüppeln abnahm, in Bergen von Spielzeug ermordeter Kinder, von Brillen und in den Feuerstätten der Krematorien – könnten solche Versuche etwas anderes sein als sichere Anzeichen von Wahnsinn? Ist es mög-

lich, daß ein Mensch, der nicht geistesgestört ist, die unwiderleglichen Beweise eines Verbrechens als Fälschung bezeichnet? Wenn sich dieses Problem auf ein psychiatrisches reduzierte, wenn es sich bei den Verteidigern des Nazi-Regimes wirklich um Paranoiker handelte, dann wäre Aspernicus' Arbeit überflüssig. Unser Autor greift jedoch auf amerikanische Untersuchungen an den Mitgliedern der dortigen Nazi-Partei zurück und zitiert die Diagnose von Spezialisten, die sich darüber einig sind, daß man den Neonazis die geistige Normalität nicht absprechen kann, wenngleich Psychopathen unter ihnen häufiger anzutreffen sind als in der übrigen Bevölkerung. Folglich kann man das Problem nicht mit dem Hinweis abtun, es beschränke sich auf die psychiatrische Prophylaxe, und aus eben diesem Grunde wird seine Untersuchung zur Pflicht einer jeden Philosophie vom Menschen. Hier wird der Leser mit einer umfangreichen Abhandlung konfrontiert, die der Autor geachteten Philosophen vom Range eines Heideggers zugedacht hat. Unser Autor nimmt Heidegger die Zugehörigkeit zur NSDAP, aus der der Philosoph ja sehr bald wieder ausgetreten ist, nicht übel; er sieht es als mildernden Umstand an, daß die völkermörderische Konsequenz des Nationalsozialismus in den dreißiger Jahren nicht leicht zu erkennen war. Irrtümer sind verzeihlich, wenn sie zu einer Änderung des falschen Standpunkts führen sowie zu Handlungen, die diese Änderung verlangt. Aspernicus bezeichnet sich, was dieses Postulat anbelangt, als Minimalisten. Er hält nicht dafür, daß Heidegger oder irgend jemand seinesgleichen verpflichtet war, öffentlich für die Verfolgten einzutreten, und daß man ihn für seinen fehlenden Mut verdammen müsse: Nicht jeder ist zu heroischen Akten geboren. Es geht vielmehr einfach darum, daß Heidegger Philosoph war. Wer sich mit der Natur des menschlichen Wesens befaßt, der durfte die Nazi-Verbrechen nicht mit Schweigen übergehen. Denn wenn er der Meinung gewesen sein sollte, daß diesem Verbrechen in der Seinsordnung nur ein »niederer« Rang zukomme, daß es also rein kriminellen Charakter habe, ungewöhnlich nur durch seine Dimensionen, die es mit Hilfe staatlicher Macht ins Gigantische ausdehnte, und daß es der Philosophie folglich nicht anstehe, sich mit ihm zu befassen, aus denselben Gründen, aus denen diese Disziplin gewöhnliche Verbrechen nicht erforscht, weil sie eben zu ihrer Kernproblematik nicht das Gebiet zählt, welches die Kriminologie untersucht, wenn er tatsächlich dieser Meinung gewesen sein sollte, dann ist er entweder blind oder ein Lügner. Wenn er die außerkriminelle Bedeutung dieses Verbrechens nicht sieht, so ist er geistig blind und somit ein Dummkopf. Was für ein Philosoph aber kann aus einem Dummkopf hervorgehen, selbst wenn er mit einem messerscharfen Verstand begabt ist? Wenn er aber aus Verlogenheit schweigt, wird er seiner Berufung ebenfalls untreu. So oder so erweist er sich als Komplize des Verbrechens, natürlich nicht bei Planung und Ausführung, eine derartige Anklage wäre eine haltlose Verleumdung. Zum Komplizen wird er, weil er eine Unterlassungssünde begangen hat, weil er das Verbrechen degradiert, für null und nichtig erklärt und an den äußersten Rand der Dinge gedrängt hat, die angeblich von größter Tragweite sind, weil er ihm in der Seinsordnung einen Platz an der Peripherie zugewiesen hat, sofern es in dieser Ordnung überhaupt vorkommt. Schließlich ist ein Arzt, der die Anzeichen einer tödlichen Krankheit für unerheblich ansieht, der diese selbst verschweigt, ihre Symptome wie ihre Folgen – entweder ein miserabler Arzt oder ein Verbündeter der Krankheit; tertium non datur. Wer sich mit der Gesundheit des Menschen befaßt, darf eine mörderische Krankheit nicht vernachlässigen oder sie aus seinem Forschungsgebiet ausklammern; wer sich aber mit dem menschlichen Sein befaßt, darf den Völkermord nicht aus der Ordnung dieses Seins eliminieren. Wenn er dies dennoch tut, erklärt er eben dadurch sein eigenes Werk für null und nichtig. Gerade die Tatsache, daß einem Mann namens Heidegger die Unterstützung vorgehalten wurde, die er der Nazi-Doktrin persönlich hat angedeihen lassen, daß aber dieser Vorwurf nicht gegen seine Werke gerichtet wurde, zeugt nach Meinung unseres Autors von einer stillschweigenden Übereinkunft unter den Mitschuldigen. Mitschuldig sind alle, die sich darüber einig sind, den Stellenwert dieses Verbrechens in der Ordnung der menschlichen Existenz möglichst niedrig anzusetzen.

Der Nationalsozialismus hat viele Interpretationen erfahren. Von all diesen erwähnt der Autor des »Völkermords« drei gängige: die sozioökonomische, die nihilistische und die Gangsterhypothese. Die letztgenannte setzt den Genozid der Nazis mit der mörderischen Tätigkeit von

Räubern gleich; sie wurde durch die Nürnberger Prozesse ins Zentrum der öffentlichen Aufmerksamkeit gerückt. Denn die von den Siegern eröffneten Tribunale konnten sich am leichtesten in denjenigen Akten der Anklage zurechtfinden, die sich auf die bei gewöhnlichen Verbrechen übliche Prozedur der Gerichte stützten, dies um so mehr, als ganze Berge scheußlicher materieller Beweise das Verfahren durch ihre bloße Existenz in diese Richtung lenkten.

Die sozioökonomische Interpretation faßt die Schwäche der Weimarer Republik, die Wirtschaftskrise und die Versuchungen, denen das von rechts und links in die Zange genommene Großkapital erlag, als ein Bündel von Ursachen zusammen, die Hitler die Machtergreifung ermöglichten.

Der Nationalsozialismus schließlich als triumphierender Nihilismus faszinierte besonders die großen Humanisten wie Thomas Mann, der in ihm die »andere Stimme« in der Geschichte Deutschlands erblickte, das Motiv der teuflischen Versuchung, das er im *Doktor Faustus* durch die Apostasie Nietzsches aus dem Mittelalter ins Zwanzigste Jahrhundert transponierte.

Diese Interpretationen sind nur zum Teil stichhaltig. Die Gangsterhypothese läßt die abgrundtiefe Verlogenheit der Bewegung außer acht. Gangster nehmen bei ihren Verschwörungen keinerlei Zuflucht zu Euphemismen oder Lügen, die das Verbrechen schönfärben. Die sozioökonomische Interpretation erfaßt nicht den Unterschied zwischen dem italienischen Faschismus und dem Nationalsozialismus, der keinesfalls gering ist, da Mussolini seine Gefolgschaft nicht zum Völkermord aufhetzte. Schließlich ist die Mannsche Konzeption in ihrer These allzu vage, der zufolge Deutschland mit Faust und Hitler mit dem Satan gleichgesetzt werden. Der Nazi als Gangster ist schon eine allzu triviale Banalisierung des Problems, als Diener des Teufels aber ist er eine pathetische Banalität. Die Wahrheit über den Nationalsozialismus ist weder so platt noch so erhaben, wie es diese beiden Gegenbilder darstellen möchten. Die Versuche, den Nationalsozialismus zu analysieren, gerieten in ein Labyrinth von Diagnosen, die untereinander teils stimmig, teils unvereinbar waren, eben weil die Nazi-Verbrechen an der Oberfläche trivial sind, während ihr tieferer perfider Sinn geheim ist. Dieser tiefere Sinn inspirierte die Führer der Bewegung nicht, solange sie nicht mehr waren als eine Handvoll Biertischpolitiker, allerdings wurden sie sich dieses Sinnes auch später nicht bewußt, als sie die Maschinerie eines großen Staates in ihre Hand gebracht hatten. Sie waren unfähig zur Selbsterkenntnis wie alle übrigen Parvenus, Heuchler und habgierigen Ehrgeizlinge, die Hitler nachliefen. Bekanntlich gilt: quos deus perdere vult, prius dementat. Die Eroberungspläne Hitlers waren nicht von vornherein falsch, sie wurden es mit der Zeit, weil sie es werden mußten. Wie man weiß, wollte der Generalstab keinen Krieg mit Rußland, da er das Kräfteverhältnis kannte. Doch selbst wenn Hitler im Osten gesiegt hätte, wäre die endgültige Niederlage des Dritten Reiches nur noch furchtbarer ausgefallen. Im allgemeinen ist es sehr schwer, Alternativen zur Wirklichkeit zu entwickeln, da derartige Konstruktionen durch eine Fülle von Unsicherheitsfaktoren belastet sind; zu jener Zeit aber war die Situation auf dem Schachbrett der Welt in ihrer Dislozierung durch eine derart zwingende Logik bestimmt, daß sich ihr keiner der Spieler hätte entziehen können. Militärische Erfolge Hitlers im Osten hätten die Amerikaner sogleich dazu veranlaßt, Japan atomare Schläge zu versetzen, um es endgültig zu besiegen, bevor es Hilfe von Deutschland erhielt. Die auf diese Weise dokumentierte Existenz von Kernwaffen hätte wiederum die beiden kontinentalen Antagonisten, nämlich Deutschland und Amerika, in einen nuklearen Wettlauf getrieben, den die Amerikaner aufgrund ihres erheblichen Vorsprungs mit Sicherheit gewonnen hätten. Sie hätten ihr anfängliches Übergewicht einfach dazu ausnutzen müssen, Deutschland im Jahre 1946 oder 1947 atomar zu verwüsten, d. h. sie hätten handeln müssen, solange die durch Hitler dezimierte theoretische Physik in Deutschland noch nicht in der Lage war, das Arsenal des Führers durch Kernwaffen zu bereichern. Ein interkontinentaler Waffenstillstand oder eine Teilung der Welt in zwei Einflußzonen wären nicht möglich gewesen, denn nachdem ihnen die Atombombe zur Verfügung stand und sie sich im Kriegszustand mit Deutschland befanden, hätten die Amerikaner geradezu selbstmörderisch gehandelt, wenn sie mit dem Einsatz dieser Waffen solange gezögert hätten, bis die ersten deutschen Atombomben entwickelt worden wären. Hätte das Attentat vom 20. Juli 1944 Erfolg gehabt, so wären die Ausmaße der Zerstörung Deutschlands geringer gewesen, als sie es tatsächlich nach der Kapitulation im Jahre 1945 waren; hätte Deutschland jedoch nicht zu diesem Zeitpunkt kapituliert, so wäre es 1946 oder 47 zu radioaktiv verseuchtem Staub zerfallen. Kein amerikanischer Präsident hätte auf diese atomaren Schläge verzichten können, denn keiner hätte mit einem Gegner paktiert, der Verträge so mit Füßen trat wie Hitler, zumal dieser bereits die Ressourcen Europas und Asiens in seine Gewalt gebracht hätte. Das heißt, die Katastrophe Deutschlands wäre im Endeffekt um so schlimmer ausgefallen, je größer die militärischen Anfangserfolge gewesen wären. Diese Katastrophe war a priori in den Plänen Hitlers vorprogrammiert, denn der expansive Charakter seiner Pläne kannte keine realen Grenzen, so daß es nur eine Frage der Zeit war, bis sich die erfolgreiche in eine selbstmörderische Strategie verwandelte. Ein böses Fatum ließ Hitler gerade die Physiker aus Deutschland vertreiben, durch deren Hirn und Hand in den Vereinigten Staaten die Atombombe geschaffen wurde. Es handelte sich entweder um Juden oder um sogenannte weiße Juden, d. h. Menschen, die wegen ihrer mit dem Nationalsozialismus unvereinbaren Überzeugungen verfolgt wurden. Wie hieraus ersichtlich, spielte die rassistische, in letzter Konsequenz völkermörderische Komponente der Nazi-Doktrin beim Zusammenbruch Deutschlands weder eine belanglose noch eine zufällige Rolle, denn es war gerade diese Komponente, die die Doktrin in die selbstzerstörerische Expansion trieb. Nachdem er so den Stellenwert des Völkermords im Gesamtrahmen des Zweiten Weltkriegs bestimmt hat, wendet sich Aspernicus nunmehr dem immanenten Charakter des Genozids zu.

Wenn das Verbrechen – behauptet Aspernicus – keine sporadische Verletzung der Normen, sondern die Regel ist, die Leben und Tod gestaltet, so schafft es sich eine eigene Autonomie, ebenso wie die Kultur. Aufgrund seines gigantischen Maßstabs benötigte das Verbrechen eigene Produktivkräfte und Produktionsmittel, folglich auch seine Sachkenner, Ingenieure und Facharbeiter als Spezialisten des Todes. All das mußte erfunden und aus dem Nichts geschaffen werden, denn bis dahin hatte niemand etwas Derartiges in solchem Ausmaß getan. Dieses Ausmaß läßt sich nicht fassen. Angesichts des industrialisierten Verbrechens werden die traditionellen Kategorien von Schuld und Sühne, von Reue und Rache, von Nichtvergessenkönnen und Verzeihen kraftlos – wovon wir insgeheim alle wissen angesichts des Meeres von Tod, in dem der Nationalsozialismus unterging, denn keiner der Mörder und keines der unschuldigen Opfer ist in der Lage, den Sinn der Worte »Millionen, Millionen und Millionen Ermordeter« wirklich zu ergründen. Zudem gibt es nichts Quälenderes, nichts, was den Geist mit einer größeren Leere und peinigenderen Langeweile erfüllen könnte, als die Lektüre der Aussagen von Zeugen des Verbrechens, denn sie wiederholen unablässig ein und dasselbe abgedroschene Motiv: die Schritte zum Graben, zum Ofen, zur Gaskammer, zur Grube, zum Scheiterhaufen; zuletzt wehrt sich das Bewußtsein gegen die endlosen Reihen von Schatten, die durch die Lektüre für den kurzen Moment vor ihrem Ende ins Leben zurückgerufen werden und stößt sie zurück, weil es einfach niemanden gibt, der dem gewachsen wäre. Zur Resignation kommt es nicht durch einen Mangel an Mitleid, sondern wegen der totalen Prostration, wegen der abstumpfenden und ermüdenden Monotonie dessen, was doch unter keinen Umständen und in keiner Hinsicht monoton, gleichmäßig, sachlich und langweilig sein darf wie die Beobachtung eines Fließbands. Nein, niemand weiß, was es heißt, daß man Millionen Wehrlose ermordet hat. Die Sache wurde zum Geheimnis, wie immer, wenn der Mensch etwas tut, das seine Physis und sein Begriffsvermögen überfordert. Und doch muß man diese Zone lähmenden Entsetzens betreten, nicht so sehr um des Gedenkens an die Opfer willen, als vielmehr mit Rücksicht auf die Lebenden.

Dieser Wissenschaftler – Deutscher, Anthropologe und Historiker – formuliert an dieser Stelle wie folgt: »Lieber Leser, du schwebst jetzt in Gefahr, in eingefahrenen Gleisen zu denken. Wer wie ich redet, setzt sich dem Verdacht aus, ein Moralist zu sein, der das Gewissen der Menschen aufwühlen möchte, damit es sich niemals wieder beruhigt, damit die Kultur die Wunden nicht aus Gründen der Selbstverteidigung zu einer schmerzfreien Narbe schließt, indem sie um der Aufrechterhaltung des Anstands willen Gedenktage zur Erinnerung an die Toten festsetzt. Als Prediger und Autor in einer Person scheine ich somit alte Wunden aufreißen zu wollen, in der Hoffnung, daß es dadurch nicht zu neuen Brandopfern kommen wird. Ich bin jedoch weder so exaltiert, noch so einfältig, um mich derart naiven Träumereien hinzugeben. Von dreierlei Art waren die Reaktionen der Deutschen nach dem Zusammenbruch. Die einen, elementar getroffen durch die Verbrechen, die ihr Volk begangen hatte, waren wie Thomas Mann der Meinung, diese Schande werde eine Mauer sein und die Deutschen auf tausend Jahre von der übrigen Menschheit trennen. Das war die Stimme einiger weniger Individuen, insbesondere aus den Reihen der Emigranten. Die meisten versuchten, eine Verbindung zu dem Verbrechen zu bestreiten, sich in irgendein Alibi zu flüchten, indem sie irgendeine Stufe der Nichtbeteiligung, der Nichtsolidarität mit dem Verbrechen oder des Nichtwissens geltend machten. Die ehrlichsten hingegen gestanden ihr von Entsetzen gelähmtes Halbwissen ein. All diese Stimmen vereinigten sich zu einer Melodie mit dem Leitmotiv »NICHT«: Sie wußten nicht, sie wollten nicht, sie waren nicht beteiligt, sie durften nicht, sie konnten nicht – alles hatte Irgendein Anderer getan.

Einige wenige schließlich taten Buße, wollten in Akten tätiger Reue um Vergebung flehen und um Verzeihung bitten, um das Unrecht irgendwie wiedergutzumachen und sich mit den überlebenden Opfern zu verbrüdern, in der ebenso verzweifelten und ehrenhaften wie abwegigen Überzeugung, daß hier überhaupt jemand das Recht habe, Verzeihung zu gewähren und Schuld zu vergeben, daß irgendein Mensch, irgendwelche Individuen, Organisationen oder irgendeine Regierung zum Friedensstifter zwischen den Deutschen und ihrem Verbrechen werden könnten. Im übrigen übertrug sich dieser edle Wahnsinn auch auf manchen, der der Vernichtung entronnen war.

Und was geschah mit dem Verbrechen selbst, da es die einen anprangerten, während sich die anderen vor ihm drücken wollten, und wieder andere versuchten, sich von ihm loszukaufen? Es wurde vom analytischen Denken nicht bis auf den Grund erforscht. Der Tod macht alle Verstorbenen gleich. Die Opfer des Dritten Reiches existieren ebensowenig wie die Sumerer und Hethiter, denn die gestern Verstorbenen sind ein und dasselbe Nichts wie die vor Tausenden von Jahren Verstorbenen. Aber der Völkermord bedeutet heute etwas anderes als damals; und es geht mir um diesen menschlichen Sinn des verübten Verbrechens, der nicht zusammen mit den

Leichen der Opfer verwest, sondern unter uns geblieben ist, und den wir ergründen müssen. Ihn zu ergründen ist unsere Pflicht, selbst wenn er sich als Mittel zur Prophylaxe des Verbrechens unwirksam erweisen sollte, denn der Mensch sollte über sich, über seine Geschichte und seine Natur mehr wissen, als für die praktischen Dinge nützlich und angenehm ist. Folglich wende ich mich nicht an das Gewissen, sondern an den Verstand.«

In seinen weiteren Ausführungen befaßt sich Aspernicus mit dem Neonazismus. Wenn dieser, sagt er, so weit gegangen wäre, mit einem vollständigen Programm an die Öffentlichkeit zu treten, so wäre auch das letztlich nicht erstaunlich gewesen – heute, in der Epoche des Superliberalismus, der seinem permissiven Charakter entsprechend indifferent gegenüber jedem Exzeß und jeglichem Ikonoklasmus ist. Zudem herrscht ja an extremistischen Positionen und Programmen kein Mangel. Wenn es de Sade in einer Epoche erstarrter Normen als einzelner wagen konnte, Mord und Torturen als geeignetes Mittel zur Erreichung des existentiellen Höhepunkts zu verkünden, weshalb sollte es heute nicht eine Gruppe oder eine radikale Fraktion geben, die ein analoges Programm im Kollektiv verkündet? Dennoch ist es bisher nicht zu öffentlichen Lobpreisungen des Völkermords gekommen. Niemand erklärt, er baue eine Bewegung auf, die im Begriff sei, die Methoden zur Durchführung von Massakern zu perfektionieren, daß es darum gehe, diese oder jene Leute – Schädlinge, Ausbeuter, Lumpen, gezeichnet durch das Kainsmal der Rasse, des Glaubens oder Landbesitzes – zunächst zu entmündigen und zu isolieren, um sie dann zu verbrennen, zu vergiften oder abzuschlachten, und zwar ohne Ausnahme, bis auf den kleinsten Säugling. Obwohl doch unsere heutige Welt derart reich an Extravaganzen ist, die bisweilen sogar in den Wahnsinn übergehen, ist niemand mit einem Programm dieser Art an die Öffentlichkeit getreten. Erst recht gibt es niemanden, der verkündet, daß die Tätigkeit des Knechtens und Tötens dem Lustgewinn zu dienen habe, da es aber gut sei, die Lust zu steigern, werde man diese Tätigkeiten organisatorisch und technisch so vervollkommnen, daß man eine möglichst große Zahl von Opfern möglichst lange quälen kann. Kein Anti-Bentham ist mit einem derartigen Motto an die Öffentlichkeit getreten. Das läßt jedoch keinesfalls den Schluß zu, daß derartige Gelüste nicht tief verborgen in den Herzen schlummern. Wie alle Verbrechen, die in unseren Tagen angeblich aus uneigennützigen Motiven begangen werden, weil sie den Urhebern keinen sofortigen Nutzen bringen, kann auch der Völkermord auf Verlogenheit nicht mehr verzichten. Weil aber die Lüge als Voraussetzung des Mordes viele Gesichter hat, müssen wir zunächst das Lügengewebe des Dritten Reiches transparent machen, um sodann dessen Metamorphosen in der Gegenwart zu analysieren.

Der Nationalsozialismus war ein Parvenu in der Politik, ein Neureicher, der unablässig nach der Bestätigung der Würden lechzte, zu denen er es gebracht hatte; weil aber niemand so sorgfältig über die Einhaltung der Konvention wacht wie ein Emporkömmling, solange er sich vom kritischen Auge der Öffentlichkeit beobachtet fühlt, verhielt sich der Nationalsozialismus ganz nach ihrem Muster. Das läßt sich bei den führenden Gestalten der Bewegung beobachten. Um sie richtig zu beurteilen, muß man sie jedoch vor dem Hintergrund ihres Verbrechens betrachten. Offiziell war Hitler ein Asket des Verbrechens, der auf die sinnlichen Freuden der Macht verzichtete, ein Vegetarier und Tierliebhaber, ein Anachoret im Hauptquartier; eigentlich jedoch war er nicht so sehr solch ein Mann, sondern er wurde erst dazu in dem Maße, wie die Wirklichkeit mit seinen Träumen zu divergieren begann. Tatsächlich glaubte er nur an sich selbst, sprach jedoch von der Vorsehung mit Rücksicht auf die Konvention, von der er sich niemals zu befreien vermochte. Im übrigen war er eine Kombination äußerst seltener Eigenschaften, denn es ist authentisch, daß er das widerwärtige Treiben seiner Akoluthen verachtete, wenngleich er es ihnen nachsah. Er konnte sich dies ehrlichen Herzens erlauben, denn er besaß tatsächlich keine niedrigen Neigungen im Sinne eines Hangs zu Ausschweifungen. Die aus dem Sinnengenuß herrührende Befriedigung war ihm fremd, auch konnte er Obszönitäten keinerlei Geschmack abgewinnen. Ein derart rechtschaffener Durchschnittsmensch war er jedoch nur in seinem engen, persönlichen Lebenskreis: Im Spiel um die Macht und in dem von ihm entfesselten Krieg war er ein Lügner, Intrigant, Erpresser, Tyrann und Mörder, und gerade diese Diskrepanz der Charakterzüge ist es, die seine Biographen bis auf den heutigen Tag vor unüberwindliche Schwierigkeiten stellt. Er war tatsächlich gut zu Hunden, Sekretärinnen, Dienern und Chauffeuren, seine eigenen Generäle aber ließ er wie Schweine am Schlachterhaken aufhängen, Millionen Gefangene ließ er verhungern. Das war gar nicht so unerklärlich, wie man meint, denn in seinem alltäglichen Mikrokosmos weiß jeder, wie er sich verhält und was er sich gegenüber anderen Menschen erlauben kann; wer aber weiß, was er sich alles erlauben würde, stünde er der Welt Auge in Auge gegenüber? Das heißt nicht, daß in jedem ein Hitler steckt, sondern nur, daß Hitler gegenüber der Geschichte seine private Rechtschaffenheit einfach ablegte; es war eine sehr manierierte, kleinbürgerliche Rechtschaffenheit, die als solche in der Politik überhaupt nicht zählte, auf diesem Gebiet war er völlig skrupellos, weil seine Rechtschaffenheit in der Konvention, nicht aber in moralischen Grundsätzen wurzelte. Derartige Grundsätze hatte er nicht oder er sah sie als ein Nichts an angesichts seiner größenwahnsinnigen Visionen, die sich eine nach der anderen in unübersehbare Berge von Leichen verwandelten – im übrigen hat dies niemand so überzeugend nachgewiesen wie Canetti: *Hitler nach Speer*.

Himmler war ein Schulmeister des Verbrechens, aber auch ein Autodidakt auf diesem Gebiet, das für das Schulwesen eine Neuheit darstellte. Er glaubte an Hitler, an Runen, Symbole, (un-)glückverheißende Vorzeichen, an die harte Pflicht des Judenmords, an die Zucht großer, blonder, nordischer Menschen in den »Lebensborn«-Heimen und an die Notwendigkeit, ein Beispiel zu geben; also verurteilte er auch einen Verwandten zum Tode, als er sich so ergab, und besuchte sogar die Todeslager, obwohl ihm davon übel wurde. Er wollte Heisenberg liquidieren, weil er eine Zeitlang den Eindruck hatte, dies sei unumgänglich, aus irgendeinem Grunde kam es aber nicht dazu. Leute seines Schlages – in der Regel von recht beschränktem Geiste, zynisch, oftmals ohne den eigenen Zynismus wahrzunehmen, hervorgegangen aus den Niederungen, den ewigen Randgruppen der Gesellschaft, konkreter Begabungen beraubt, sich durch nichts auszeichnend, somit Durchschnittsmenschen – erhielten ungeachtet ihrer Mediokrität plötzlich die einmalige Chance, sich auszutoben wie niemals zuvor. Zu diesem Zweck dienten ihnen die respektablen Einrichtungen eines mehr als tausendjährigen Staa-

tes, Behörden, Gerichte, kodifiziertes Recht, Verwaltungsmaschinerie, Scharen emsiger Bürokraten, ein eiserner Generalstab; aus diesem Material schneiderten sie sich einen passenden Anzug zurecht, wirtschafteten ungeheure Reichtümer in die eigenen Taschen und brachten einen derart steilen Aufstieg zur Macht hinter sich, daß sich auf der erreichten Höhe Mord in ein Urteil historischer Gerechtigkeit verwandelte, und Plünderungen zu kriegerischen Heldentaten wurden. Jedes ihrer scheußlichen Verbrechen konnten sie durch derartige Umbenennungen entkriminalisieren und in eine edle Tat verwandeln; das Wunder dieser Transmutation dauerte immerhin zwölf Jahre. Wenn er gesiegt hätte, sagt Aspernicus, wäre der Nationalsozialismus zum Papsttum des Völkermords geworden und hätte sich die von niemandem auf der ganzen unterjochten Welt in Frage zu stellende Unfehlbarkeit im Verbrechen zuerkannt.
Eben das ist die große Versuchung, die im Bodensatz der Bombenkrater erstarrte, in denen der Nationalsozialismus versank, eine von allen Zügeln befreite rohe Gewalt, von einer noch stärkeren Gewalt zerschmettert. Dort in den Bombenkratern – und in der Asche auf den

Rosten der Krematoriumsöfen – liegt immer noch ein Schatten dieser lockenden Versuchung, nämlich die gewaltigsten Taten zu vollbringen, deren der Mensch fähig ist. Nicht der fiebrige Schauder des Meuchelmords, sondern Mord als rechtschaffene Tat, als heilige Pflicht, aufopferungsvolle Mühsal und als Ruhmestitel. Deshalb waren zwangsläufig alle unblutigen Varianten der »Endlösung der Judenfrage« zu verwerfen. Deshalb konnte sich der Nationalsozialismus auf keinerlei Verträge, Abkommen oder Burgfrieden mit den unterjochten Völkern einlassen. Nicht einmal von der Taktik diktierte Milde oder Mäßigung durfte es geben. Folglich ging es nicht »nur« um »Lebensraum«, nicht »nur« darum, daß die Slawen den Siegern dienen sollten, daß die Juden von der Bildfläche zu verschwinden hatten, indem sie ohne Nachkommenschaft ausstarben oder das Land verließen. Mord sollte Staatsraison sein, ein Instrument staatlicher Politik, das durch kein anderes zu ersetzen war. Und so geschah es: Er wurde zu einem derartigen Instrument. Es fehlte lediglich die letzte Konsequenz, weil man einfach nicht wagte, im Programm der Bewegung über Gemeinplätze und drohende Anspielungen hinauszugehen. Anderenfalls hätte die Praxis ihre volle Übereinstimmung mit der Theorie erlangt. Das aber war nicht möglich wegen der Asymmetrie des Verhältnisses zwischen Gut und Böse. Das Gute beruft sich niemals auf das Böse als seinen Seinsgrund, das Böse aber gibt als Seinsgrund immer irgendein Gut an Deshalb gibt es in den Aussagen rechtschaffener Utopien keinen Mangel an Konkreta, deshalb kann man in Fouriers Sozialutopie detaillierte Beschreibungen der Einrichtungen der Phalanstères finden. In den orthodoxen Schriften der Nazis aber steht nichts über Vernichtungslager, über Gaskammern, Krematorien, Öfen, Knochenmühlen, Zyklon und Phenol. Im Prinzip konnte man auch ohne Verbrechen auskommen – so behaupten jene, die heute die Deutschen und die übrige Welt mit Büchern beruhigen und deren Interpretation so aussieht: Hitler wußte nicht, bemerkte nicht, wollte nicht, hatte keine Zeit sich zu beschäftigen, übersah, wurde mißverstanden, vergaß, unterließ; in seinem Kopf geschah alles mögliche, was aber auch immer dort herumgeisterte, Mord war es mit Sicherheit niemals.

Der Mythos vom guten Tyrannen und den subalternen Kreaturen, die seine Intentionen ins

Gegenteil verkehren, hat ein zähes Leben. Wenn zwischen Hitlers Geistesverfassung und dem Zustand, in dem er Europa hinterlassen hat, zumindest eine geringe Wechselbeziehung besteht, dann hat er gewollt, gewußt und befohlen. Im übrigen hat der Streit über sein Wissen oder Unwissen von den Einzelheiten des Völkermords keinerlei Bedeutung. Jedes große Projekt – ob weiß oder schwarz – löst sich in der Geschichte vom Projektierenden los und wird durch kollektives Handeln gemäß der ihm innewohnenden Logik ergänzt. Das Böse ist vielgestaltiger als das Gute. Es gibt Abstraktionisten des Mordes, die selbst keiner Fliege etwas zuleide tun können, und Naturalisten, die *con amore* töten, wenngleich sie der Begabung ersterer beraubt sind: nämlich das Verbrechen zu rechtfertigen. Der Nationalsozialismus verknüpfte in seiner Hierarchie den einen Typus mit dem anderen, denn er benötigte alle beide. Als moderner Einpeitscher des Völkermords stand er in seiner Verlogenheit gleichsam auf zwei Säulen: *auf der Ethik des Bösen und der Ästhetik des Kitsches.*

Bekanntlich läßt sich die Ethik des Bösen niemals auf eine Autoapologie ein: Das Böse gilt in ihr immer nur als ein Mittel, um irgendein Gut zu erreichen. Dieses Gute kann ein kinderleicht zu durchschauender Vorwand sein, der jedoch im Programm unbedingt vorkommen muß. Die Boshaftigkeit der Lüge erfüllte in Hitlers Vernichtungsmaschinerie eine luststeigernde Funktion, daher wäre es schade gewesen, auf diesen Quell zusätzlicher Freuden einfach zu verzichten. Wir leben in einer Epoche politischer Doktrinen. Die Zeit, in der die Herrschenden ohne diese auskamen, die Zeit der Pharaonen, Tyrannen und Caesaren, ist unwiderruflich vorbei. Undenkbar ist Herrschaft ohne Legitimation. Die Doktrin des Nationalsozialismus litt von Anfang an unter dem intellektuellen Unvermögen ihrer Autoren; verschwommen und unklar selbst im Plagiat, erwies sie sich jedoch in psychologischer Hinsicht als Volltreffer. Unser Jahrhundert kennt keine anderen als gute Herrscher. Gute Intentionen haben auf der ganzen Welt gesiegt – zumindest in den Deklarationen. Es gibt keinen Dschingis Khan mehr, auch preist sich niemand als Attila, die Geißel Gottes, an. Aber diese offizielle Güte ist historisch erzwungen; diametral entgegengesetzte Gelüste sind geblieben und lauern darauf, daß man ihnen eine Chance gibt. Auf einen wie auch immer gearteten Legitimismus können sie nicht verzichten, denn nur der, der auf eigene Faust, für den eigenen Profit mordet, kann heutzutage schweigen. Der Nationalsozialismus war solch ein Legitimismus. Durch Hypokrisie erwies er der offiziellen Tugend der Welt seine Reverenz, indem er vorgab, besser zu sein als sein Ruf, obwohl er noch schlimmer war, als man es selbst im engsten Kreis der Partei eingestand.

Im übrigen müssen theoretische Analysen ebenso radikal sein wie die Exekutionen, denen man sie widmet. Halbe Maßnahmen sind hier völlig fehl am Platz. In de Sades *Die hundertzwanzig Tage von Sodom* schlug der Marquis de Blangis, als er sich an Frauen und Kinder wandte, die bei Orgien zu Tode gequält werden sollten, mit einem zeitlichen Vorsprung von hundertfünfzig Jahren den gleichen Ton an, in dem die strengen Ansprachen der Lagerkommandanten an die neueingetroffenen Häftlinge gehalten wurden, denn er verkündete ihnen ein schweres Schicksal, nicht jedoch den Tod, den er nur als Strafe für Zuwiderhandlungen androhte, nicht jedoch als längst gefälltes Urteil preisgab. Obwohl das Dritte Reich, gemessen an seiner gesamten Praxis, eben dieses Urteil gesprochen hatte, gibt es in seinem kodifizierten Recht nirgendwo einen Paragraphen, der gelautet hätte: »Wer Jude ist, wird mit dem Tode bestraft.« Auch der Marquis de Blangis offenbarte seinen Opfern nicht, daß ihr Los bereits entschieden war, obwohl er dies hätte tun können, da er sie in seiner Gewalt hatte. Allerdings hat de Sade seinen scheußlichen Marquis mit einer sehr viel feineren Rhetorik ausgestattet als sie den SS-Männern zu Gebote stand. Solch ein Kommandant wandte sich an die Neuankömmlinge, um sie zu belügen, in dem sicheren Wissen, daß sie seine Lüge als ihre Rettung auffassen würden, da er ihnen zwar ein schweres und hartes Dasein versprach, aber immerhin ein Dasein und somit das Leben.

Gemeinhin glaubt man, daß die Komödie, die gleich darauf von den Schergen inszeniert wurde, die die Opfer in die angeblichen Badehäuser dirigierten, von rein praktischen Erwägungen diktiert war: Die Hoffnung – geweckt durch die neueingetroffenen Häftlingen recht natürlich erscheinende Anordnung, ein Bad zu nehmen – schläferte ihr Mißtrauen ein, verhinderte Akte der Verzweiflung und verleitete die Nichtsahnenden geradezu zur Zusammenarbeit mit den Schergen. Daher leisteten sie dem Befehl, sich nackt auszuziehen, bereitwillig Folge, da er in der inszenierten Situation durchaus plausibel schien. So war es also ausschließlich der Inszenierung zu verdanken, daß die Menschenmassen, die sich aus den Eisenbahnwaggons ergossen, nackt in den Tod gingen. Diese Interpretation erscheint derart natürlich, daß alle den Genozid untersuchenden Forscher bei ihr stehenblieben, ohne auch nur zu versuchen, für die Nacktheit der Opfer eine andere Ursache zu finden, die über eine buchstabengetreue Deutung der arrangierten Scheußlichkeit hinausgegangen wäre. Obwohl also, behauptet Aspernicus, die Pornomachie de Sades eine ebenso offene wie zügellose Ausschweifung war, und der Genozid der Nazis als industrialisiertes Verbrechen bis zum letzten Augenblick den administrativ verordneten Puritanismus gegenüber den Opfern vortäuschte, mußten diese hier wie dort nackt sterben – und die Übereinstimmung ist keineswegs ein Zufall. Das ist nicht wahr? Warum mußten dann sogar die Ärmsten der Armen, sogar die Habenichtse unter den Juden in den kleinen galizischen Marktflecken, die nur einen geflickten Kaftan trugen, oder wenn sie zur Winterszeit im Lager ankamen, in Zementsäcke aus Papier und andere Lappen und Fetzen gekleidet waren, weshalb mußten auch sie ihre elenden Lumpen ablegen und nackt an den zur Exekution bestimmten Graben treten? Zusammengepferchte Menschen, die nackt die tödliche Karabinersalve erwarteten, konnte man ja nicht mehr durch irgendeine Vorspiegelung von Hoffnung hinters Licht führen. In dieser Weise verfuhr man jedoch nicht mit denen, die man als Geiseln genommen oder mit der Waffe in der Hand ergriffen hatte; sie fielen in ihrer blutdurchtränkten Kleidung in den Graben. Die Behauptung, den von Natur aus sparsamen Deutschen sei es auch hier noch um die Kleidung gegangen, ist eine verlogene, sekundäre Rationalisierung. Es ging dort um keinerlei Kleidung, denn diese türmte sich in den Magazinen oftmals zu Bergen, wurde feucht und begann zu verrotten.

Es war sogar noch absonderlicher: Juden, die im Kampf gefangengenommen wurden, wie z. B. beim Warschauer Aufstand, brauchten sich zur Erschießung nicht nackt auszuziehen. Im allgemeinen durften auch jüdische Partisanen den Tod in ihrer Kleidung empfangen. Nackt starben die Wehrlosesten, Greise, Frauen, Krüppel, Kinder. Nackt, wie sie auf die Welt gekommen waren, kehrten sie in die Erde zurück. Mord war hier zugleich das Surrogat für die Zumessung von Gerechtigkeit und Liebe. Der Henker stand vor den Massen bis auf die Haut entblößter Menschen, die sich bereits auf den Tod vorbereiteten, halb Vater, halb Geliebter – er sollte ihnen den verdienten Tod geben, so wie der Vater verdiente Züchtigung zumißt und wie der Geliebte das Auge nicht von der Nacktheit des Körpers wenden kann und ihn liebkost. Ja, ist das denn denkbar? Darf man hier über eine wie auch immer geartete Verbindung zur Liebe sprechen, selbst wenn sie zu einer makabren Parodie verzerrt ist? Stellt solch eine Interpretation nicht eine unverantwortliche Phantasmagorie dar?

Um zu verstehen, weshalb es dennoch genau so gewesen ist, sagt Aspernicus, müssen wir uns, nach der Ethik des Bösen, mit der zweiten Karyatide des Nationalsozialismus befassen, nämlich dem Kitsch. Anderenfalls entgeht uns der tiefste, weil letzte Sinn dieses Völkermords.

Aspernicus grenzt diesen Begriff wie folgt ein: Nichts zum ersten Mal Geschaffene kann Kitsch sein. Kitsch ist immer die Nachahmung dessen, was in der Kultur einmal in authentischer Schönheit erstrahlte, jedoch derart lange wiederholt und geglättet wurde, bis es schließlich vor die Hunde ging. Kitsch ist eine späte Version, nach Art einer sudelmalerischen Kopie eines meisterhaften Bildes, verbessert durch gedankenlose Epigonen, die Farben und Formen des Originals blind machen, indem sie entsprechend dem sich zusehends verschlechternden Geschmack immer mehr Farbe und Firnis auftragen. Der Edelkitsch hingegen, der ostentativ mit sich selbst protzt, stellt gewöhnlich schon das Ende des Weges dar, er ist eine sehr sorgfältig ausgeführte Degradierung, vollendet in den Details, eine Komposition im Zustand der schematischen Verhärtung. Denn eine Skizze kann grundsätzlich kein Kitsch sein: Sie bietet dem Auge des Betrachters die Chance auf rettende Ergänzungen, was der selbstsichere Kitsch niemals tut. Der sogenannte schlechte Geschmack ist im Kitsch die unbeabsichtigte Lächerlichkeit des feierlichen Ernstes, mit dem die verwendeten Symbole bis zum Bersten vollgepumpt sind. Kitsch in all seinen Spielarten war das wesentliche Stilmerkmal des Nationalsozialismus. In der Architektur waren es die monumentalen Bauwerke in Habt-acht-Stellung, die Pantheons im Zustand weit fortgeschrittener Schwangerschaft, Amtsgebäude, erdrückend durch ihre ungeheure Größe, mit Fenstern und Türen für Riesen, mit Skulpturen, die nackte Athleten und nackte Göttinnen auf der Wacht darstellten. Denn dieser Kitsch sollte demütige Bewunderung erzwingen, wenn nicht sogar Furcht und Schrecken, also protzte er mit Erhabenheit, war jedoch innerlich hohl. Man konnte Vorbilder sowohl aus Griechenland und Rom wie auch aus dem Haussmannschen Paris heranziehen, denn hier existierten respektable Stilarten, die man dem eigenen Großmachtstatus gemäß aufblähen konnte. Wie aber sollte sich ein derartiger Stil in der Sphäre des Völkermords manifestieren, woher sollte man die Vorbilder für das Abschlachten von Menschen nehmen?

Folglich trat hier die technische Seite der Massaker in den Vordergrund. Die Apparaturen des Todes zeichneten sich nur deshalb durch einen recht primitiven Funktionalismus aus, weil es nicht der Mühe wert war, größere Mittel in die Technik zu investieren: Wo immer dies möglich war, wurde sie durch die Kollaboration der Opfer selbst ersetzt, die den Transport, die Durchsuchung und das Fleddern der Leichen übernahmen. Und doch sickerte der Kitsch bis zu den Lagern durch und hielt Einzug auf den Appellplätzen, er stahl sich in die Dramaturgie des Mords am Fließband hinein, wenngleich dies niemand beabsichtigt hatte.

De Sade, ein Sproß uralten Adels, sorgte sich bei dem von ihm in wachsender Zahl veranstalteten Orgien nicht um einen aristokratischen Rahmen. Sein hoher Stand war ihm angeboren, also schmähte und besudelte er gemäß seinem *Credo* als Libertin kühn die traditionellen Symbole der Erhebung über den Pöbel, in dem sicheren Gefühl, daß ihn nichts seiner Spitzenposition in der Gesellschaft berauben könnte: Selbst wenn ihn die Guillotine ereilt hätte, so hätte man immerhin den Marquis Donatien-Alphonse-François de Sade hingerichtet, den Sohn eines Grafen und einer Gräfin, die einer Nebenlinie des Königshauses der Bourbonen entstammte. Die Hitler-Conquista hingegen ging auf den skrupellosen Ehrgeiz von Lumpenproletariern, ungebildeten Flegeln, Unteroffizierssöhnen, Bäckergehilfen und drittklassigen Schreiberlingen zurück, die sehnsüchtig nach Selbsterhöhung lechzten; ihr persönlicher Anteil am Gemetzel aber, der noch dazu permanent war, schien ihnen diesen Aufstieg zu erschweren. Welchem Muster konnten sie also nacheifern, wessen Rolle sollten sie spielen, um in diesem Schlachthaus, wenngleich bis an die Knie im Blut stehend, ihre erhabenen Aspirationen nicht zu verlieren? Der ihnen am ehesten zugängliche Weg, der Weg des Kitsches, führte sie sehr weit, bis hin zu Gott selbst . . . zum strengen Gottvater natürlich, nicht etwa zum wehleidigen Jesus, dem Gott des Mitleids und der Erlösung, der sich selbst zum Opfer dargebracht.

Wie müssen die Menschen vor das Jüngste Gericht treten? Nackt. Ebensolch ein Gericht war es: Überall erstreckte sich das Tal Josaphats. Die Nackten und Dahingemordeten sollten die Rolle der Verurteilten in einem Drama spielen, in dem alles fingiert und erschwindelt war, die Beweise ihrer Schuld wie die Gerechtigkeit des Gerichts, nur das Ende nicht. Diese Lüge war nämlich Wahrheit, denn sie mußten ja wirklich sterben. Da aber der Mörder ihr Los in seinen Händen hielt, war er in ein und demselben Moment erfüllt von Mordlust und göttlicher Allmacht. Die Beschreibung macht natürlich sogleich deutlich, daß dieses Mysterienspiel, das viele Jahre, Tag für Tag in zahlreichen Orten Europas aufgeführt wurde, eine bloße Farce war. Gewiß – die Dramaturgie unterlag Veränderungen, war schwankend, hier und da wurde das präexekutive Zeremoniell auf ein lapidares Minimum reduziert.

Es war tatsächlich schwer, die Rolle Gottvaters in diesem Stück zu spielen, das in den armseligen Dekorationen der Baracken und Drahtverhaue inszeniert wurde, es war schwer, Millionen zu ermorden und Ansprachen an die Opfer zu halten, im Frühling, im Sommer, im Herbst, viele Jahre lang. Diese Rolle zu spielen, ohne sie mehr und mehr zu vernachlässigen, ohne nonchalante Kürzungen vorzunehmen, wäre einfach zu inhaltsleer und frustrierend gewesen; die Mörder fühlten sich zusehends gelangweilt, darum genügten ihnen Fragmente der Handlung, Bruchstücke des Jüngsten Gerichts, Generalproben. Allein der Epilog blieb immer authentisch. Die technische Ausführung wurde schlechter und schlechter, die Leichen wollten nicht brennen, aus den plattgewalzten Gräbern trat Blut aus, im Sommer machte sich der Gestank verbrannten Fleisches sogar in den weit abgelegenen Häusern der Wachmannschaften bemerkbar; nur der Tod klappte noch, er war niemals Pfuscharbeit.

Folgende Worte schließen dieses Kapitel der »Endlösung als Erlösung« ab: »Ich weiß, daß mir niemand Glauben schenken wird, der an den Ereignissen nicht entweder als Henker oder als Opfer beteiligt war, vielmehr wird man meine Schlußfolgerungen als die Frucht einer unverantwortlichen Phantasie ansehen. Dies um so mehr, als die Opfer nicht mehr leben, und sich niemand von den Henkern – obwohl das Gemetzel schon fast vierzig Jahre zurückliegt – entschließen konnte, seine Memoiren – sei es auch anonym – zu veröffentlichen. Wie ist dieses absolute Schweigen zu erklären, das in so eklatantem Widerspruch zum natürlichen Streben des Menschen steht, die intensivsten Erinnerungen seines Lebens festzuhalten, oder zumindest doch die extremsten, die nicht jedem zuteil werden? Wie soll man dieses totale Fehlen selbst unter Pseudonym veröffentlichter Geständnisse erklären, an deren Stelle schließlich literarische Apokryphen treten mußten, wenn nicht mit der Gleichgültigkeit des Schauspielers gegenüber einer längst abgelegten Rolle? Lieber Leser, wir müssen uns wohl darauf einigen, daß sich die

Schauspieler ihrer Rolle nicht bewußt waren, denn es wäre absurd und völlig unsinnig, wollte man annehmen, daß die Schergen selbst begriffen, was sie taten, daß sie ganz bewußt die Gestalt Gottes verkörperten, der in seiner Gerechtigkeit das Leben nimmt. Hier handelte es sich ja um monströsen Kitsch. Primäre Eigenschaft und primäre Voraussetzung des Kitsches ist aber, daß er für seine Schöpfer keinen Kitsch darstellt, sondern eben das, wofür sie ihn auf dem Niveau ihrer subjektiven Überzeugungen ansehen: nämlich als wahre Malerei, authentische Skulptur, echte Architektur, infolgedessen würde derjenige, der in seinem Werk die Merkmale des Kitsches wahrnimmt, dieses weder fortsetzen noch jemals beenden.

Ich sage etwas ganz anderes, und zwar, daß die Menschen weder einzeln noch kollektiv handeln, einen einzigen Schritt tun oder sich begrüßen können, ohne dabei von einem Vorbild abzuhängen, ohne einem Stil oder Beispiel zu folgen. Irgendein Stil, irgendwelche Paradigmata mußten einfach die präzedenzlose Leere des Massenverbrechens im technischen Zeitalter ausfüllen. Und zwar waren es jene, die allen am besten bekannt waren, die noch aus frühester

Kindheit vertrauten Denkmuster und Symbole des Christentums, dem sie zwar mit dem Beitritt zur NSDAP abgeschworen hatten, was jedoch noch nicht bedeutete, daß sie all seine Spuren in ihrem Gedächtnis ausgelöscht hatten. Es gab ja weder in der SS, noch in der SA, noch im Parteiapparat Mohammedaner, Buddhisten oder Taoisten, und sicherlich gab es keine gläubigen Christen in der scheußlichen Apostasie auf den Plätzen der Vernichtungslager. Dort entstand nur blutiger Kitsch, denn *irgend etwas* mußte ja die stillose Leere ausfüllen. Ausgefüllt aber wurde sie mit dem, was den Schergen gleichsam als ein elementarer Reflex des Geistes zu Gebote stand, und zwar eben deshalb, weil *Mein Kampf, Der Mythus des 20. Jahrhunderts* und die Berge sonstiger papierener Indoktrination, die gesamte »Blut und Boden-Literatur«, kein einziges Wort, keinerlei Instruktionen oder Anweisungen enthielten, wie diese Leere mit konkretem Inhalt zu füllen sei. Ohne Direktiven von seiten der Führer blieben die Schergen ganz auf sich allein gestellt, und so entstand dieser blasphemische Kitsch. In seiner Dramaturgie war er natürlich eine erbärmliche Vereinfachung, gewissermaßen aus dem Religionsheft abgeschrieben, ein

Restbestand verschwommener Erinnerungen an den Katechismusunterricht, auf den man ebenso unbewußt wie gedankenlos zurückgriff, so daß von den Originalen nur noch Bruchstücke übrigblieben: die Allgerechtigkeit, die Allmacht, allerdings nicht als theologische Begriffe, sondern mehr im Sinne bildhafter Vorstellungen.

Der nächste Beweis für die Richtigkeit meiner Argumentation in diesem Indizienprozeß ist das Faktum, daß der deutschen Besatzungsmacht an nichts so sehr gelegen war wie daran, Mord als die gerechte Ordnung der Dinge erscheinen zu lassen. Gemeinhin nimmt man an – und heute sind sich alle den Nationalsozialismus untersuchenden Wissenschaftler darüber einig –, daß die Juden die idée fixe des Dritten Reiches waren, mit der Hitler selbstzerstörerisch seine eigene Bewegung und in weiterer Konsequenz auch die Deutschen infizierte, daß es sich hier um einen in Aggression umschlagenden Verfolgungswahn handelte, um eine echte soziale Paranoia, da man die Wurzel alles Bösen auf der Welt in den Juden erblickte und für jene, die mit absoluter Sicherheit keine Juden waren und mit ihnen auch in keinerlei Verbindung standen, den Terminus »weiße Juden« erfunden hatte, der trotz all seiner Absurdität systematisch verwendet wurde. Wie aber hieraus ersichtlich, galt als das Essentielle des Judentums – entgegen den kanonischen Thesen des Nationalsozialismus – nicht die *Rasse,* sondern das *Böse* – als dessen partikulare Inkarnation in besonders hoher Konzentration die Juden galten. Sie wurden damals zum Problem Nummer Eins des Reiches, zur persönlichen Sache des Nationalsozialismus, der ihre Liquidierung als historische Notwendigkeit hinstellte und diesen Plan entsprechend realisierte.«

Eine wesentliche Rolle in der Tradition der Judenverfolgung spielen die Pogrome, die Deutschen selbst aber griffen fast niemals zu diesem Mittel. Zwar kam es zu derartigen Ausschreitungen in der Zeit der Machtergreifung, als es nötig schien, auf die Straßen zu gehen, die Unentschlossenen mitzureißen und den Entschlossenen eine Chance zu geben, »sich zu beweisen«; der in sich gefestigte, militärisch siegreiche Nationalsozialismus aber hetzte nur sehr selten zu Pogromen auf. Zu ihnen kam es gewöhnlich, wenn sich die besiegten Armeen zurückgezogen hatten, und deutsche Vorposten in die verwüsteten Ortschaften einrückten. Aber auch dies war nicht immer der Fall. Wie man annehmen muß, hielten sie sich und andere von Pogromen zurück, weil es ja blutige Krawalle sind, die mit Plünderungen und chaotischer Zerstörung jüdischen Eigentums einhergehen, also mit *kollektiv verübten Straftaten,* die Verfolgung der Juden sollte aber kein krimineller Akt sein, sondern dessen diametrales Gegenteil, nämlich ein Akt höchster Gerechtigkeit. Den Juden sollte das widerfahren, was ihnen nach Recht und Gesetz gebührte. Dieser Kommentar erklärt die Abneigung der Deutschen gegenüber Pogromen, ihre weitgehende Zurückhaltung auf dem Gebiet. Er gibt aber noch keine Auskunft darüber, weshalb die Deutschen – die ja froh darüber waren, den russischen Partisanen angeworbene Gefangene und Deserteure wie die Angehörigen der Wlassov-Division entgegenstellen zu können und die SS-Abteilungen aus den »nordischen Freiwilligen« Spaniens, Frankreichs und Hollands bildeten – zur Liquidierung der Juden nur in Ausnahmesituationen Nichtdeutsche einsetzten, in Notfällen etwa, wenn an Ort und Stelle nicht genügend eigene Kräfte zur Verfügung standen. In jedem derartigen Einzelfall kann man gestützt auf die erhaltenen Dokumente nachweisen, daß die Entscheidung zum Einsatz von Nichtdeutschen bei Vernichtungsaktionen durch eine Zwangslage bedingt war. Bereits hieraus wird klar ersichtlich, bis zu welchem Grade die Juden für die Deutschen »eine persönliche Angelegenheit« darstellten, wie sehr es um eine endgültige Abrechnung ging, die *per procura* niemand anstelle der Deutschen vornehmen durfte. Und wenn man Juden in Arbeitslager schickte, so geschah dies nur als Vorspiel zu ihrer völligen Vernichtung; die Vernichtungslager wurden ja erst später geschaffen, und zwar ausschließlich für Juden. Bekanntlich kann man die einem Verbrechen zugrunde liegenden Intentionen mit größerer Sicherheit aus den materiellen Fakten ablesen als aus den Erklärungen und Aussagen, die diesen Fakten vorausgingen oder sie ex post kommentierten. Wenn man aber die Fakten betrachtet, loslöst von der Nazi-Doktrin und den verbalen Anstrengungen eines Goebbels und seiner Presse, so geht aus ihnen zweifelsfrei hervor, daß die Entscheidung über die »Endlösung der Judenfrage« früher gefallen ist, und nicht erst, als sich der militärische Zusammenbruch abzeichnete; folglich kann die Beschleunigung, mit der die Ausrottung der Juden erfolgte, nicht allein durch den Willen erklärt werden, den Mord zu begehen, bevor irgend jemand den Opfern zu Hilfe kam. Das heißt, daß der Völkermord im Verständnis der Täter selbst über die von ihnen verkündeten Kategorien von Rache und Vergeltung hinausging, denn er war etwas anderes: ihre historische Mission. Was bedeutete diese Mission in letzter Instanz? Niemals direkt beim Namen genannt, brachte sie ein nebelhaft verschwommenes Umfeld hervor, in dem durch Technologie und Soziographie des Genozids jüdisch-christliche Symbolik hindurchschimmerte, die zu Mord pervertiert war. Da die Deutschen Gott nicht töten konnten, töteten sie sein »auserwähltes Volk«, um dessen Platz einzunehmen und nach der blutigen Entthronisierung in effigie zu selbsternannten Auserwählten der Geschichte zu werden. Die heiligen Symbole unterlagen nicht der Annihilation, sondern der Inversion. Der Antisemitismus des Dritten Reiches war also in seinem letzten Grunde nur ein Vorwand: Die Ideologen waren nicht wahnsinnig genug, um sich im buchstäblichen Sinne an den Theozid zu machen, die Negation Gottes durch Wort und Recht aber konnte ihnen nicht genügen. Zwar war es bereits möglich, die Kirchen zu drangsalieren, man konnte sie aber nicht gänzlich vernichten, dazu war es noch zu früh. Es war jedoch ein Volk zur Hand, das in sich das Christentum geboren hatte, und dieses Volk zu vernichten, bedeutete, Hinrichtungen zu vollziehen, die einem Attentat auf Gott so nahe kamen, wie menschliche Macht es vermag. Der Mord war ein Akt der Anti-Erlösung: Durch ihn befreiten sich die Deutschen vom biblischen Bund. Diese Befreiung aber sollte total sein, sie durfte also nicht gleichbedeutend mit dem Übergang aus der Vormundschaft Gottes in eine Vormundschaft mit umgekehrtem Vorzeichen sein. Die Anti-Erlösung sollte keine Huldigung an das satanische Böse sein, sondern eine Rebellion, gekrönt durch den Gewinn der totalen Unabhängigkeit, sowohl vom düsteren wie auch vom strahlenden Himmel. Und obwohl niemand im ganzen Reich dies jemals so formulierte, war das unausgesprochene Wissen um die metaphysische Bedeutung jener Dinge insgeheim Gemeingut der mörderischen Verschwörung. Der Haß auf die Opfer hatte sein Gegenstück in der Anhänglichkeit, die ein hoher SS-Führer bewies. Am Fenster eines Salonwagens stehend, der durch die von armseligen Kiefern bestandene, sandige Ebene seines Distrikts rollte, bemerkte er zu einem Reisegefährten: »Hier liegen MEINE Juden.« Er fühlte sich ihnen verbunden, weil er es war, der ihnen den Tod zugefügt hatte. Die niederen SS-Chargen konnten nur schwer verstehen, weshalb Kinder mit ihren Müttern sterben mußten. Um einem derart fatalen Mangel an jeglicher Schuld sofort abzuhelfen, arrangierten sie deren Entstehung ad hoc: wenn die Mütter zum Beispiel, kaum im Lager angekommen, versuchten, ihre eigenen Kinder zu verleugnen, weil sie wußten, daß man nur kinderlose Frauen zur Arbeit schickte, während man Mütter mit Kindern sofort zum Ofen führte. Für diese Verleugnung der Mutterschaft bestrafte man die Rabenmütter unverzüglich; der Umstand aber, daß die Kinder, für deren Schutz der Scherge ja eingetreten war, auch sofort getötet werden mußten, hinderte ihn keinesfalls daran, die Komödie gerechter Empörung zu spielen. Sage nur niemand, daß sich unter diesen in gerechtem Zorn entbrannten Mördern Leser des Marquis de Sade befanden, der hunderfünfzig Jahre früher analoge Komödien mit Gottesmord in effigie ersonnen hatte, und daß die SS-Männer seine Plagiatoren waren. Dadurch, daß sie für die Kinder eintraten, deren Schädel sie nur wenige Augenblicke später zertrümmerten, und eine Farce der Gerechtigkeit aufführten, so miserabel zusammengeschustert, daß sie sogleich in sich zusammenfiel, hielten sie doch unbewußt einer niemals ausgesprochenen Wahrheit die Treue, die den Genozid als stellvertretende Exekution Gottes zum Inhalt hatte.

Im zweiten Teil seiner Arbeit, der den Titel »Fremdkörper Tod« trägt, wagt sich unser Autor an eine geschichtsphilosophische Synthese, die über die Faktographie des ersten Bandes hinausgeht, wenngleich sie sich auf diese stützt. Dabei stellt er den von ihm selbst geprägten Begriff der »sekundären Utilisierung des Todes« in den Vordergrund. Die Ausrottung ganzer Völker oder ethnischer Gruppen stellte in der Antike einen integralen Bestandteil des Kriegsrechts dar. Das Christentum machte ein Ende mit all jenen Massakern, die nur einen einzigen Rechtfertigungsgrund hatten, nämlich die bloße *Möglichkeit ihrer Ausführung*. Von nun an mußte man, um zu töten, zunächst die *Schuld* der zu Tötenden feststellen. Die Schuld konnte in einem anderen Glauben bestehen, und im Mittelalter bestand sie zumeist darin. Das Mittelalter schuf eine Symbiose sui generis mit dem Tod, der als ein dem Menschen durch Gottes Ratschluß angeborenes Los galt. Weil es die vier apokalyptischen Reiter, das »Heulen und Zähneklappern«, den Totentanz und die Höllenfahrt in die bereitwillig akzeptierte conditio humana integrierte, machte das Mittelalter den Tod zu einem natürlichen Bestandteil des menschlichen Geschicks, das in seiner Gerechtigkeit alle – Bettler wie Monarchen – gleichmachte. Möglich war das gerade deshalb, weil das Mittelalter gegenüber dem Tod völlig wehrlos war. Da nicht existierend, konnten medizinische Heilverfahren, naturwissenschaftliche Kenntnisse, internationale Konventionen und Wiederbelebungstechniken den Ansturm des Todes nicht hemmen, nicht einmal den Tod als ein allgemeines biologisches Phänomen in die natürliche Ordnung der Dinge eingliedern: Das Christentum hatte eine tiefe Zäsur zwischen dem Menschen und der übrigen belebten Natur konstruiert. Gerade die hohe Sterblichkeit und die kurze Dauer des Lebens versöhnten das Mittelalter mit dem Tod, dem der höchste Rang innerhalb einer durch starke Bande mit dem Jenseits verknüpften Existenz zuerkannt wurde. Eine entsetzliche Finsternis war der Tod nur vom Diesseits aus betrachtet; von jener Seite her gesehen erwies er sich als Übergang zum ewigen Leben durch das Jüngste Gericht, einer zwar strengen, jedoch nicht vernichtenden Instanz. Diese Intensität der eschatologischen Erwartung können wir heute nicht einmal mehr annähernd verstehen: Die denkwürdigen Worte, ausgesprochen von einem Christen: »Tötet alle, Gott erkennt die Seinen!«, die in unseren Ohren wie abgefeimter Hohn klingen, waren Ausdruck eines blind vertrauenden Glaubens.

Die moderne Zivilisation hingegen ist dadurch gekennzeichnet, daß sie immer weiter vom Tode *abrückt*: Soziale Reformen, Fortschritte der Medizin, die Vergesellschaftung von Problemen, die der einzelne früher ganz auf sich gestellt zu lösen hatte (Vorsorge für den Fall der Invalidität, von Krankheit, Alter, Armut, Arbeitslosigkeit sowie die Gewährleistung der persönlichen Sicherheit), haben den Tod Schritt für Schritt *isoliert,* denn ihm gegenüber blieben all diese Maßnahmen ohnmächtig. Deshalb wurde der Tod mehr und mehr zu einer *privaten* Sache im Gegensatz zu anderen Gebrechen, die mit den Mitteln öffentlicher Fürsorge gemildert oder geheilt werden können. Gerade in Wohlstandsgesellschaften reduzierte die öffentliche Fürsorge Armut, Epidemien, Krankheiten und bereicherte das Leben um zahllose Annehmlichkeiten, beim Tod jedoch hörte der Fortschritt auf. Dieser Umstand zog einen Trennungsstrich zwischen ihm und den übrigen Komponenten der Existenz und machte den Tod »überflüssig« im Verständnis der Weltverbesserungstheorien, die in der laizisierten Kultur nach und nach die Oberhand über den Glauben gewannen. Der Trend zur Entfremdung des Todes verstärkte sich nachdrücklich im 20. Jahrhundert, als selbst seine domestizierten Personifikationen wie der Todesengel, das Skelett mit der Sense oder der Fremde ohne Gesicht bereits aus der Folklore verschwanden. So der außerweltlichen Bestätigung und der früher einmal fraglosen Zustimmung beraubt, in dem Maße, wie sich die Kultur von einer strikten Befehlsgeberin zu einer gehorsamen Dienerin bei der Befriedigung der Lebensbedürfnisse wandelte, wurde der Tod innerhalb der Kultur zu einem Fremdkörper, mehr und mehr seines Inhalts und seiner Bedeutung entblößt, weil die ganz auf Daseinsvorsorge und Verschaffung von Lebensgenuß orientierte Kultur dem Tod im Rahmen solcher Prämissen keinerlei Sinn mehr verleihen konnte. Der Tod aber, öffentlich zum Tode verurteilt, verschwand dennoch nicht aus dem Leben. In der Ordnung der Kultur deplaziert, vertrieben aus seiner ehemals erhabenen Position, begann er gleichsam heimlich zu lauern und zu verwildern. Als das einzige Mittel, ihn erneut zu zähmen, d. h. ihn für die Gemeinschaft zurückzugewinnen, erschien seine Verabreichung im Rahmen von Normen und Gesetzen. Ihn aber auch als solchen beim Namen zu nennen, erwies sich als unmöglich. Der Tod sollte also nicht im Namen seiner Wiedereingliederung in die Kultur verabreicht werden, sondern im Namen des Guten, des Lebens und der Rettung; und eben diese Konzeption erhob der Nationalsozialismus in den Rang einer Staatsdoktrin.

Der Autor erinnert an den heftigen Streit, den das Erscheinen des Buches von Hannah Arendt *Eichmann in Jerusalem. Ein Bericht von der Banalität des Bösen* hervorrief. Beteiligt waren Saul Bellow und Norman Podhoretz, die die Meinung vertraten, weil »sich jeder Mensch in seinem Innern der Heiligkeit des Leben bewußt ist« (Bellow), und weil »ein ungeheures Verbrechen

nur von einem Ungeheuer begangen werden kann« (Podhoretz), könne man das Böse des Nationalsozialismus und das Banale nicht gleichsetzen.
Nach Aspernicus' Meinung haben sich alle Diskutanten geirrt, denn da sie ihre Kontroverse auf den Fall Eichmanns, als den Exponenten des Nazi-Verbrechens beschränkten, konnten sie das Dilemma nicht lösen. Eichmann war, ähnlich wie die meisten Kreaturen des Dritten Reiches, ein fleißiger und pflichteifriger Bürokrat des Genozids. Man kann aber nicht gleichzeitig annehmen, daß es zu einem Eichmann durch die karrieristische Verblendung von Parteibürokraten gekommen ist, die untereinander darin wetteiferten, die Anordnungen des Führers, wenn er selbst sie nicht präzisiert hatte, sinngemäß zu vervollständigen. Nach Aspernicus war die Doktrin banal, banal konnten auch ihre Vollstrecker sein, aber nicht banal waren ihre Wurzeln, die außerhalb des Nationalsozialismus und außerhalb des Antisemitismus lagen. Der oben erwähnte Streit blieb in Randgebieten der Problematik stecken und konnte darum nicht zu einer richtigen Diagnose des Völkermords im 20. Jahrhundert kommen. Die verweltlichte Zi-

vilisation lenkte das menschliche Denken in die Bahnen einer naturalistischen Suche nach den »Urhebern des Bösen«, im Sinne der Wurzel allen Übels. Da das für nichtig erachtete Jenseits schon nicht mehr das Böse sein konnte, mußte es jemanden geben, der es verkörperte, denn *irgend jemand mußte für das Böse verantwortlich sein.* Man brauchte ihn nur zu finden und beim Namen zu nennen. Im Mittelalter genügte es, von den Juden zu sprechen, man brauchte nur zu erwähnen, daß sie den Herrn Jesus getötet hätten; das war im 20. Jahrhundert zu wenig; sie sollten sich als Urheber allen Bösen erweisen. Bei der Auseinandersetzung mit ihnen griff Hitler auf den Darwinismus zurück, der den unwiderruflich letzten, wenngleich außerkulturellen Sinn des Todes erkannt hatte: Der Tod ist die unerläßliche Voraussetzung für den Fortschritt der natürlichen Evolution. Hitler verstand das auf seine Weise, d. h. platt und falsch, als Gebot und Musterbeispiel, durch das die Natur (die er mit Vorliebe als die Vorsehung bezeichnete) es rechtfertigt und die Stärkeren geradezu damit beauftragt, die Schwächeren zu töten. Wie schon manch primitiver Geist vor ihm faßte er die Formel vom »Kampf ums Dasein« im buchstäblichen Sinne auf, wenngleich diese in Wirklichkeit mit der physischen Vernichtung der Opfer durch Raubtiere nichts gemein hat: Der evolutionäre Fortschritt findet ja gerade dann statt, wenn ein Gleichgewichtszustand zwischen den aggressiven und den weniger aggressiven Gattungen herrscht; die totale Liquidierung der Schwächeren würde den Hungertod der Raubtiere nach sich ziehen. Der Nationalsozialismus las also aus Darwin nur das heraus, wonach er als nach etwas Übermenschlichem – wenngleich nicht Transzendentalem – lechzte, nämlich der Gleichbedeutung des Mordes an den Schwächeren mit dem Wesen der Weltgeschichte. Die derart in verfälschter Form übernommene Direktive machte die Ethik zunichte und ersetzte sie durch ein Rechtsempfinden, wie es bei einem Kampf auf Leben und Tod zutage tritt. Um die Juden als einen genügend monströsen Feind erscheinen zu lassen, mußte man die Rolle, die sie in der Welt spielten, ohne Rücksicht auf Glaubwürdigkeit kräftig übertreiben; so begann die Kette widersinniger Argumente, die zur totalen Dämonisierung der Juden führte, den NS-Propagandaapparat jedoch erhebliche Mühe kostete, da sie im Widerspruch zur gängigen Erfahrung der Deutschen stand. Die Juden lebten ja seit Jahrhunderten unter ihnen, und daher wußte man, daß sie bei all ihren Untugenden, ja sogar dann, wenn der Antisemitismus in seinen konkreten Anklagepunkten recht gehabt hätte, die Ausrottung bis auf den letzten Mann, die Scheiterhaufen, Gräben, Öfen und Knochenmühlen nicht verdient hatten. Denn das war nicht nur etwas Ungeheuerliches, sondern etwas, das in seiner Ungeheuerlichkeit zudem völlig absurd war. Mehr oder weniger so, als hätte sich in der Pädagogik eine neue Theorie durchgesetzt, die postulierte, alle Kinder zu töten, die notorisch die Schule schwänzen oder ihre Mitschüler bestehlen. Es kann ja keinem Zweifel unterliegen, daß selbst der traditionelle Antisemitismus in Europa nicht den Standpunkt vertrat, die Juden seien vom Angesicht der Erde zu tilgen. Indikativ ist auch die Tatsache, daß die heutzutage wiederauflebenden neonazistischen Bewegungen die Vernichtung der Juden weder in ihr Programm aufnehmen, noch zugeben, daß ihre Vorläufer im Dritten Reich diese Vernichtung beabsichtigt und durchgeführt haben. Diese Bewegungen beschränken sich auf allgemeine antisemitische Slogans oder behandeln diese Problematik in ihren Programmen nur ganz am Rande, weil die Juden als »Träger des universellen Bösen« gleichsam eine Degradierung erfahren haben. Noch vor 40 oder 50 Jahren trugen sie in den Augen der Antisemiten an allem die Schuld, vom Kapitalismus bis zum Kommunismus, von den Wirtschaftskrisen und dem Elend bis hin zum Verfall der Sitten; heute aber kann jeder auf Anhieb eine Vielzahl von Übeln aufzählen, für die niemand die Juden verantwortlich macht (die Vergiftung der Biosphäre, Überbevölkerung, Energiekrisen, Inflation etc.). Somit ist der Antisemitismus degradiert worden, nicht in dem Sinne, daß er verschwunden wäre, sondern nur insoweit, als er die ihm ehemals verliehene Macht verloren hat, nämlich die Universalerklärung für sämtliche Gebrechen der Gesellschaft zu liefern. Damit man ihn nicht falsch versteht, fügt Aspernicus hinzu, daß er die Bedeutung des Antisemitismus nicht etwa in allen Bereichen für null und nichtig erklärt, sondern nur in der geschichtsphilosophischen Perspektive: Zu einem Sündenbock, der an allem schuld ist, taugen die Juden in der postgenozidären Epoche nicht mehr.

Wie ging es nun weiter? Es kam zur Desintegration bei den Versuchen, Schuldige aufzuspüren und die »Urheber alles Bösen« zu finden. Nach dem Verlust des Glaubens an die universelle Wahrheit Gottes, nach dem Zusammenbruch des Glaubens an das universelle Böse in Gestalt des Weltjudentums, kommt es zum logisch nächsten und gleichzeitig letzten Schritt. Die Apodiktik bei der Identifizierung der »Urheber« erreicht ihren Höhepunkt. Urheber des Bösen kann jeder genannt werden.

Geschichtsphilosophisch betrachtet, sagt Aspernicus, haben wir es mit einem säkularen Prozeß der Entfremdung des Todes in einer hedonistisch, perfektionistisch und pragmatisch orientierten Kultur zu tun. Die Angst vor dem Tod, der aus der Kultur des Bürgertums verdrängt wurde, fand ihren institutionellen Niederschlag in der Gesetzgebung; sie kommt darin zum Ausdruck, daß in Staaten, die auf diesem Wege am weitesten vorangeschritten sind, die Todesstrafe aus den Gesetzbüchern gestrichen ist, sie zeigt sich aber auch in einer nur scheinbar absonderlichen Perversion der Medizin, wenn die Ärzte es ablehnen, die Reanimationsapparaturen selbst bei Sterbenden abzuschalten, die de facto bereits Leichen sind, deren elende Existenz jedoch durch immer neue Bluttransfusionen aufrechterhalten wird. Hier wie dort wagt es niemand, die Verantwortung für den Tod auf sich zu nehmen. Hinter der lauthals verkündeten Wertschätzung für das Leben verbirgt sich die Angst als ein Gefühl der Ratlosigkeit, der Ohnmacht und der entsetzlichen Frustration angesichts des Todes. Ein Korrelat dieser zunehmenden Ratlosigkeit oder auch die Kehrseite der Angst vor dem Töten besteht in einer derart gestiegenen Wertschätzung des individuellen Lebens, daß Regierungen sich erpressen lassen, wenn das Leben von Geiseln – ganz gleich welchen – auf dem Spiel steht. Der Prozeß ist weit fortgeschritten, da Regierungen, die meinen, dem Recht zu unterstehen, das Recht brechen, wenn ein derartiger Akt die Rettung eines Menschen vor dem Tode verspricht. Dieser Prozeß bildet Metastasen; er hat bereits das Völkerrecht und die seit alters her in der Geschichte unantastbare Immunität diplomatischer Vertretungen in Mitleidenschaft gezogen.

Optimismus und Perfektionismus wiederum kommen in einer mit ihren naturwissenschaftlichen Errungenschaften protzenden Kultur durch die Versuche zur technischen Realisierung der Auferstehung zum Ausdruck: Obwohl den Experten bekannt ist, daß die sogenannte reversible Vitrifikation des Menschen, d. h. das Einfrieren mit der Chance auf Resurrektion in der Zukunft (zumindest gegenwärtig) eine Unmöglichkeit darstellt, geben Tausende von reichen Leuten Order, ihre sterbliche Hülle einzufrieren und in Behältern mit flüssigem Stickstoff aufzubewahren. Hier handelt es sich, bemerkt Aspernicus, um Beiträge zu einer makabren Humoristik *sui generis* im Rahmen einer total säkularisierten Eschatologie. Eine Gesellschaft, die gern zur Kenntnis nimmt, daß nicht Gott den Menschen geschaffen hat, sondern wohlwollende Fremde aus dem Kosmos, daß nicht die Vorsehung über die Keime der Zivilisation wachte, sondern fürsorgliche Astronauten von fremden Sternen, daß nicht Schutzengel, sondern fliegende Untertassen über uns schweben und jeden unserer Schritte überwachen, daß die Verdammten nicht von der Hölle, sondern vom Bermuda-Dreieck verschlungen werden, solch eine Gesellschaft läßt sich auch gern darüber aufklären, daß man das Leben in Eisschränken verlängern kann, und daß der Mensch sich um die Annehmlichkeiten des Lebens kümmern sollte, nicht aber um die Tugend der Askese. Und schließlich häufen sich die Versuche, den rohen und leider schwer verdaulichen Tod so zu präparieren, zu würzen und abzuschmecken, daß er endlich auch ohne Inanspruchnahme der Metaphysik appetitlich und konsumierbar wird. Daher rührt die Nachfrage nach dem Tod als Spektakel, nach Mord und Agonie in Großaufnahme, nach dem menschenfressenden Hai, gewaltigen Erdbeben, Feuersbrünsten, nach nachgestellten Szenen des authentischen Völkermords (Holocaust), daher das Angebot an sadistischer Literatur und auch die Industrie, die sexuelle Perversionen ausbeutet, die hart an der Grenze zu tödlichen Torturen liegen. Daher die Stricke, die eisernen Fesseln und sonstigen Flagellanteninstrumente, diese ganze Requisitenkammer pseudomittelalterlicher Kasematten, die in den USA als gängige Marktware so populär ist. Und daher auch das Phänomen, daß Menschen tatsächlich ein tödliches Risiko eingehen, weil es sich gut vermarkten läßt, daher die Bereitschaft dieser Eintags-Helden, ihren Lebensunterhalt unter Einsatz ihres Lebens zu verdienen. Hier liegt schließlich auch die Quelle für die Popularität pseudowissenschaftlicher Literatur, die den Leser mit einer Flut von Büchern über experimentelle Beweise des Lebens nach dem Tode überschüttete, was die etablierten Kirchen in nicht geringe Verlegenheit brachte, denn sie wußten nicht recht, was sie mit dieser ebenso unerbetenen wie dubiosen Schützenhilfe anfangen sollten.

Den einzelnen Phasen der Vertreibung des Todes aus der Kultur des Westens widmete die Literatur weniger Aufmerksamkeit als seiner kommerziellen Vermarktung. Es erschienen zwar Arbeiten über krasse und naive Auswüchse der kosmetischen Behandlung von Leichen und der Dramaturgie von Beerdigungen, aber die durchdringende Kraft des analytischen Denkens, so brillant sie in Einzelfällen war, führte nicht zu einer integrierten geschichtsphilosophischen Vision des gesamten Weges von Veränderungen, den die Zivilisation im Kampf mit dem entsakralisierten, von den geheimnisvollen, ihn mit dem Leben versöhnenden Banden befreiten Tod zurückgelegt hatte. Daher begreifen wir die geistigen Wurzeln solcher Tagesphänomene wie des Terrorismus oder des religiösen Sektierertums nicht, weil die für Soziologie, Psychologie und auch Religionspsychologie typischen empirischen Untersuchungsmethoden kaum Ausschnitte dieser Geißeln der Gesellschaft sichtbar machen, sondern Beobachtungen anstellen, die schon von den Prämissen her rational und daher auf das beschränkt sind, was man sehen, photographieren und aus den Aussagen von Augenzeugen oder Angeklagten herausholen kann. Wenn ein Analphabet seine Nase auf einen Brief preßt, wird es ihm auch nicht gelingen, den Inhalt des Schreibens zu erschnüffeln. Wer die Niagara-Fälle begreifen möchte, muß ihnen den Rücken zukehren und in die Sonne schauen, denn es ist die Sonne, die das von den Felsen stürzende Wasser wieder emporhebt. An dieser Stelle führt der Autor den Begriff der »sekundären Utilisierung des Todes« ein. Seit hunderttausend Jahren, seitdem der Mensch die eigene Sterblichkeit als sein Schicksal erkannte, wovon aus dieser Zeit datierende Gräber als erste Wahrzeichen der Ritualisierung des Todes Zeugnis ablegen, erkannten die aufeinanderfolgenden Kulturen dem Tod eine hohe Stellung innerhalb ihrer Ordnung zu. Je rationaler die Zivilisation wurde, um so mehr verstärkte sich in ihr die Herrenlosigkeit des Todes, den man weder effektiv bejahen noch mit Erfolg leugnen konnte.

Gleichzeitig wachte die Kultur, von einer apodiktischen Befehlsgeberin zu einer willfährigen Gönnerin geworden, immer nachlässiger über ihre eigene Orthodoxie, denn sie gestattete ihren Schutzbefohlenen nach und nach die Erfüllung aller Gelüste, bis hin zum letzten, nämlich die Kultur selbst abzulehnen und ihre Normen zu verwerfen. Bevor es von den seltsamen Erfindungen der Subkultur wimmelte, bevor der Dekalog völlig verrottete, waren es jedoch nicht etwa selbstherrliche Individuen, die den verwaisten Platz eroberten, den der Tod innerhalb der mediterranen Kultur innegehabt hatte. Dies konnte nur ein mächtiger Souverän tun, wie es der Staat ist, der sich den Tod als Instrument zur Selbstbestätigung zunutze machen wollte. Aber selbst der Staat konnte dies nicht öffentlich tun, und erst recht nicht, solange Frieden herrschte. Erst nachdem der Krieg ausgebrochen war, der den Völkermord vor den Augen der Öffentlichkeit abschirmte und ihn erleichterte, entstanden hinter den Fronten, die sie vom Rest der Welt abschnitten, die Institutionen der Massenvernichtung. Das war der erste Akt der Reinthronisation.

In der Zeit des Wiederaufbaus nach dem Krieg

kam es zu einer wahren Hoch-Zeit besonders der jugendlichen Subkulturen, die jedoch originell nur in ihrer Nichtoriginalität waren, denn sie stellten eine spielerische und damit nicht ganz ernstzunehmende Nachahmung uralter Muster an Sitten und Kleidung dar, der Geschichte entnommen wie der Requisitenkammer eines Theaters. Diese »weichen« Erfindungen auf dem Gebiet der Lebensweise mußten jedoch schließlich durch harte ersetzt werden, weil die Menschen immer das konsequent zu Ende führen, was als eine offene, noch unbesetzte Möglichkeit vor ihnen liegt. Die Chance darauf, daß sich die Subkultur den Tod in diesem Jahrhundert des Lärms und der Verwirrung als eine Art Markenzeichen zunutze machte, schien von vornherein versperrt, und zwar aus folgendem Grund. Man konnte zwar Wilde oder Einsiedler spielen, nicht aber Mörder, denn zu solch einem Spiel, das mit einem echten Mord endete, hätte selbst die permissive Kultur ihr Einverständnis nicht gegeben, und was vielleicht das wichtigste war: Ein Mord, selbst wenn er nicht aus egoistischen Motiven erfolgte, hätte seine Urheber zu *gemeinen Verbrechern* gemacht.

An die klassischen Positionen des Todes innerhalb der Wertordnung konnte man nicht anknüpfen, denn weder war es möglich, ostentativ aus religiösen Gründen zu töten wie bei den Hinrichtungen der Häretiker durch die Inquisition, noch konnte man den Göttern Menschenopfer darbringen wie bei den Inkas oder in einen orgiastischen Amoklauf verfallen wie die Berserker. Aber auch einen außerreligiös motivierten Totschlag konnte sich niemand leisten; das industrielle Zeitalter richtet an jede Tat eines Menschen die Frage »WARUM?«, und unter der Drohung der psychiatrischen Disqualifikation muß jeder auf diese Frage sinnvoll und sachlich antworten. Da der neue Extremismus keinen religiösen Zugang zum Tode hatte (man kann aus einer Laune heraus eine x-beliebige Religion erfinden, aber man kann nicht aus einer Laune heraus auch an sie glauben), und ihn außerreligiöse Motive zu einem gewöhnlichen Verbrecher gestempelt hätten, gab es keinen anderen Ausweg, als Mord nicht mehr Mord zu nennen, sondern ihn als den *Vollzug der Gerechtigkeit* hinzustellen. Aber dieses völkermörderische Paradigma des Dritten Reiches konnte nicht in der Weise übernommen werden, daß man die *Geheimhaltung* der »Endlösung« sklavisch nachgeahmt hätte, denn dann wären die Morde in unserem Jahrhundert der Befreiungskämpfe und Kriege unsichtbar geblieben wie der Niagara, der im Meer versinkt. Folglich taten die Terroristen das, was der Staat früher nur heimlich zu tun wagte, in aller Offenheit. Die Ähnlichkeit zwischen Terrorismus und Nationalsozialismus liegt jedoch darin, daß die Mörder sich erneut als gerechtes Gericht bezeichnen. Da jedes Gericht nicht im eigenen Namen handelt, sondern unter Berufung auf höhere Instanzen, mußten sie den *Anschein* der Existenz einer solchen Instanz erwecken, der unabhängig von traditionellen Kriterien sein sollte, seien es nun religiöse, psychiatrische oder kriminelle. Eben deshalb mußten sie sich als Arm der Gerechtigkeit bezeichnen, die größer und erhabener als sie selbst war. Diese Besonderheit ist deutlich abzulesen an dem durchgängig *partikularen Charakter* der Namen, die sie ihren Gruppierungen gegeben haben (»Rote Armee FRAKTION«, also nicht die ganze Armee, und folglich existiert dieses GANZE außerhalb von ihnen; »Erste Linie«, es muß also noch weitere Linien geben, die tief im Hinterland gestaffelt sind; »Rote Brigaden«, wieder handelt es sich nur um bestimmte

Abteilungen einer größeren Armee). Zum anderen brauchten sie einen Gegner. Er mußte so mächtig wie nur irgend möglich sein, denn einen bedeutenden Feind zu haben, erhöht die eigene Bedeutung. Einzelne Vertreter des Kapitals waren ihnen als Widersacher nicht groß genug, sie verlangten nach einem Antagonisten, der deutlicher konsolidiert war als das politisch-ökonomische System, das in der ganzen Welt mehr oder weniger verwaschene Konturen aufwies. Daher fiel die Wahl auf den Staat, nicht aber auf seine materiellen Institutionen. Sie waren ja nicht angetreten, um diese in die Luft zu sprengen, denn, wir dürfen nicht vergessen, es ging darum, Menschen den Tod zuzufügen, nicht aber um die Zerstörung toter Symbole oder Mittel staatlicher Macht. Als es ihnen indessen nur ein einziges Mal gelang – nämlich in Italien – einen Politiker ersten Ranges in ihre Gewalt zu bringen, und als die Hauptexponenten staatlicher Macht aufgrund wirkungsvoller Schutzmaßnahmen unerreichbar blieben, begannen sie sich mit stellvertretenden Opfern zufriedenzugeben. Inzwischen war ihnen jeder recht, wenn er nur irgendeinen, sei es noch so winzigen Anteil an der Ausübung der Regierungsgewalt hatte. War das Opfer an der Regierung gänzlich unbeteiligt, so mußte es zumindest in einer Führungsposition sein und eine Rolle bei der Verteidigung der bestehenden Ordnung spielen. Schließlich genügte es, wenn das Opfer im Bildungswesen tätig war, denn auch dem Bildungssystem lassen sich staatstragende Funktionen zuschreiben. Wenn wir also von den durch die historische Situation gegebenen Bedingungen des Terrorismus ausgehen und uns daran erinnern, daß es um Mord in der Maske der Pflicht, der Entsagung und des gerechten Zorns ging, so führen uns all unsere logischen Überlegungen, die wir unabhängig von der bekannten Faktographie der Morde anstellen, doch wieder zu dieser hin, zu ihren taktischen Details und zu der Tatsache, daß die hochfliegenden Aspirationen der Mörder einen Dämpfer nach dem anderen erhielten, bis sie sich schließlich mit Opfern zufriedengeben mußten, die in der gesellschaftlichen Hierarchie einen immer »geringeren« Rang einnahmen. Was die Ideologie anbelangt, so wurde sie aus dem zusammengezimmert, was gerade zur Hand war. Selbst die schon erwähnten Namen der Gruppierungen sind bei der Linken gestohlen, weil die Revolution sehr hoch im

Kurs stand, weil der kompromißlose Revolutionär zum Helden unserer Zeit geworden war. Seine Haltung, seine Gesten und seine Rhetorik hatten sich diejenigen zu eigen gemacht, die nach dem Tod griffen – diesem Fremdkörper der hedonistischen Zivilisation. Zynismus, plagiatorischer Charakter und X-Beliebigkeit der schlecht und recht zusammengeschusterten Argumente für den Terror fallen nur dem Wissenschaftler auf, der sie unter die Lupe nimmt. Die Bewegung fühlte sich subjektiv weder zynisch, noch verlogen, noch – und das ist das wichtigste – hatte sie das Gefühl, sich lediglich hinter der Maske des authentischen Kampfs für die Verbesserung der Welt zu verbergen. Die Tatsache, daß sie ihrem Gegner – dem Staat – Faschismus, Gestapomethoden und Hitlers Erbe vorwarfen und sich links von den Kommunisten plazierten, weil sie päpstlicher als der Papst sein wollten, hat die Diagnostiker am meisten verwirrt, denn sie nahmen diese Anklagen für bare Münze, vielleicht nicht jedes Wort, aber doch die zugrundeliegende Intention. Selbstverständlich, die Bewegung war anders als ihre Vorläufer beim uneigennützigen Mord, sie entwickelte sich ja auch unter anderen Bedingungen. Sie übernahm nicht den Kitsch der Nazizeit, denn der Untergrund kann keine eigene Gala, keine eigenen Paraden, Prachtgebäude, Kanzleien und Zeremoniells haben. Die Kompensation dafür in der Illegalität war die Aura der Macht, die die hysterisch gewordenen Massenmedien bereitwillig zugestanden. Wenn man allerdings nach ätiologischer Exaktheit strebt, so ist zu sagen, daß der Nationalsozialismus zwar ein Vorläufer, nicht aber die Quelle des Terrorismus war – die Quelle beider Bewegungen liegt tiefer: Der Tod, der anderen mit kaltblütiger Entschlossenheit pflichtgemäß zugefügt wird, hat in der Kultur dank seiner sekundären Utilisierung wieder einen erhabenen Platz erobert, denn weggestoßen von der Kultur und aus ihr verbannt, ist er zurückgekehrt.

In einem totalitären Staat, in dem alles Menschliche verstaatlicht wurde, hatte nur die Führungsspitze das Recht, Opfer auszuwählen. In einem Staat mit großen persönlichen Freiheiten waren die selbsternannten Liquidatoren des Bösen frei darin, das Böse zu identifizieren und zu verfolgen. Diese Korrelation erklärt die Verwandtschaft beider Formationen – sie liegt in der Absolution, die sich die Mörder erteilen, denn der totale Gehorsam gegenüber Autoritäten schließt ebenso wie die totale Negation jeglichen Gehorsams das Gewissen aus, wenn es um die Prüfung der eigenen Taten geht. So gelangen beide auf verschiedenen Wegen zum identischen, blutigen Finale.

Exekutiv, aber nicht revolutionär orientiert, übernimmt der Terrorismus von der Linken nur das, was seinen Taten als ideologisches Feigenblatt dienen kann; ausgestrichen oder ausgelassen wird dagegen alles, was den Mord, sein Lebenselement, erschweren oder vereiteln könnte. Die Zukunft, der er Menschenopfer bringt, ist für ihn ebenso ein Transparent, das all seine Taten legalisiert, wie es die Vision des »Tausendjährigen Reichs« für den Nationalsozialismus war.

Terroristen, die aus der Bewegung austreten und die organisatorische Verbindung zu ihr verlieren, verlieren gleichzeitig das Verständnis für die Motive, die einmal der Motor für ihre jahrelange, fanatische Aktivität waren. Wenn sie schließlich »auspacken«, und ihre Gesprächspartner mit angehaltenem Atem auf eine Sensation warten, dann kommt dabei nicht mehr heraus als Klatsch und Geschwätz über die Führer der Bewegung, ebenso platt und banal wie die Berichte über die einfältigen »Tischgespräche« Hitlers im Kreise seiner engsten Mitarbeiter. »Aber Hitler« – heißt es an dieser Stelle im Text – »beging Selbstmord *vor* seiner Gefangennahme.« Vergeblich ist die Hoffnung, in Geheimnisse eingeweiht zu werden; es erweist sich, daß Berichte die Situation, in der man anderen den Tod zufügen konnte, nicht adäquat wiedergeben, denn im Töten, nicht aber in den Köpfen der Mörder liegt das Geheimnis verborgen. Alles kann platt, abgeschmackt und erbärmlich zusammengeschustert sein, wie das Bestreben – der Nazis und der Terroristen – standrechtliche Exekutionen zu vermeiden, denn das Töten an Ort und Stelle ist ein typisches Merkmal des gemeinen Mords, dessen Anschein doch vermieden werden sollte. Darum führte man die Opfer zu den Hinrichtungsstätten, es sei denn, sie wehrten sich, was man äußerst ungern sah; jeder Widerstand ist eine Beleidigung der Gerechtigkeit, und den Terroristen war mehr noch als den Nazis daran gelegen, den Schein eines rechtmäßigen Gerichtsverfahrens und Urteils zu wahren, da sie – staatlicher Souveränität beraubt – selbst dafür sorgen mußten, die eigene Autorität zu stärken. Aber keiner, den sie ausgewählt haben um ihn zu verurteilen, erhielt und erhält jemals ein faires Verfahren. Seine hundertprozentige Schuld steht immer von vornherein fest. In dieser Unfehlbarkeit kommt der Terrorismus dem Papsttum des Völkermords gleich, zu dem der Nationalsozialismus werden wollte. Keine Überredungskünste und Appelle, kein Flehen, keine Berufung auf menschliche Solidarität oder mildernde Umstände, keine Bitten um Barmherzigkeit, keine Beweise für die Sinnlosigkeit oder praktische Nutzlosigkeit des Mords, keine Argumente können die Mörder von ihrem Weg abbringen, denn sie verfügen über ein ganzes Arsenal von vornherein feststehender Begründungen, das sie Milde und Mäßigung mit der gleichen Bösartigkeit bewerten läßt, mit der sie die Antiextremistengesetzgebung oder die Politik konservativer Repressionen beurteilen. Der Panzer der Selbstrechtfertigung, mit dem sich die Terroristen umgeben, ist dann völlig undurchdringlich, wenn jeder Typ des Verhaltens der Gegenseite als ein neuerlicher Beweis ihrer Schuld angesehen wird. Nur hiermit ist es zu erklären, daß sich die ehemaligen Angehörigen der SS bei ihren Jubiläumstreffen immer außerordentlich wohl fühlen, und daß die Sektenmitglieder, die den Alptraum des Massenselbstmords von Guyana überlebt haben, nach wie vor unerschütterlich an das Charisma ihres scheußlichen Propheten glauben.

Äußerlich dem pseudopolitischen Extremismus ähnlich, begünstigt jede wirklich oppositionelle Bewegung, die rechtschaffene Motive zum Kampf gegen tatsächliche Unfreiheit oder Ausbeutung hat, ohne es zu wollen, die Fälscher, die Mord als ein Instrument des Kampfes für das Gute ausgeben; weil sie die bei der Analyse der Ereignisse herrschende Verwirrung vergrößert und die notwendige Differenzierung zwischen nur scheinbarer und tatsächlicher Schuld erschwert oder gänzlich unmöglich macht – und wer auf dieser Welt ist schon gänzlich unschuldig wie ein Engel? So entsteht ein Mimikry-Spiel, dessen Effizienz erstaunlich ist. Simulierte Motive lassen sich nicht mehr von echten unterscheiden, und zwar nicht so sehr deshalb, weil die Simulanten perfekte Schauspieler sind, sondern weil das Gewissen der Gesellschaften, die den Terrorismus der Nachkriegszeit in sich hervorgebracht haben, nicht ganz rein ist.

Letztlich werden mörderische Aggressionen

durch mörderische Repressionen abgewehrt. Die Polizei schießt, bevor sie sich legitimiert, die Demokratie muß zu ihrer Rettung bis zu einem gewissen Grade auf sich selbst verzichten, so daß der Extremismus, der ja mit gefälschten Beweggründen angetreten ist, schließlich Reaktionen hervorruft, die seine fingierten Anklagen in stichhaltige verwandeln. Pragmatisch betrachtet ist das Böse erfolgreicher als das Gute, denn bei dem gegebenen Kräfteverhältnis muß das Gute sich selbst verleugnen, um das Böse in seine Schranken zu verweisen, d. h. es gibt bei diesen Auseinandersetzungen keine siegverheißende Strategie, die makellos wäre, da das Recht nur in dem Maße siegen kann, in dem es sich dem von ihm bekämpften Unrecht anpaßt.
Die Lektion, die der Nationalsozialismus unserer Epoche erteilte, wurde also nicht vergessen. Man kann einen totalitären Staat des Verbrechens mit Gewalt zerschlagen, wie dies mit dem Dritten Reich geschah. Dann aber zerstreuen sich die Urheber des Verbrechens in alle Winde und scheinen sich in Luft aufzulösen; sie verschwinden mit Ausnahme einer Handvoll Leute, die den Völkermord an höchster Stelle geplant haben sowie einiger niedriger Chargen, denen

man nachweisen konnte, daß Blut an ihren Händen klebt; aber diese Saat geht nicht daran zugrunde, daß sie verstreut wird. Durch die progressive Generalisierung bei der Auswahl der Schuldigen hat sich der Prozeß bereits erfüllt und seinen logischen Abschluß erreicht. Vom Lager, in dem Menschen unter Zwang gequält und gepeinigt wurden, verlief dieser Zyklus der Eschatologie des 20. Jahrhunderts bis hin zum Lager der freiwilligen Hinrichtungen in Guayana. In diesem letzten Schritt verschmolzen die Henker mit den Opfern zu dem Beweis, daß jeder schuldig ist, und daß die Ausgangssituation der Ratlosigkeit zurückgekehrt ist, denn das in derartigen Ablegern sichtbare Erbe des Verbrechens erweist sich als resistent gegen einen derart brutalen Eingriff, wie es der Sturz der Tyrannei ist. Der Doktor der Philosophie, der Historiker und Anthropologe Horst Aspernicus, dessen Vorname uns unwillkürlich an einen anderen Horst erinnert, schließt seine Arbeit nicht mit dem Rezept für ein universelles Heilmittel gegen die geschilderte Endemie des Nihilismus ab. Er ist der Meinung, seine Aufgabe sei beendet, da er die scheußlichen Zusammenhänge zutage gefördert hat, die den bösartigen

Tumor des Völkermords mit den individuellen Metastasen im Schoße der europäischen Zivilisation genetisch verbinden. Sein Versuch einer Integration des Nationalsozialismus in die Ordnung der mediterranen Kultur, der es verbietet, dieses Phänomen als eine Ausnahme von der Regel zu behandeln, als alptraumartigen Exzeß, der ebenso plötzlich, wie er ausgebrochen war, auch wieder verschwand, ohne giftige Spuren zu hinterlassen – sein Versuch wird, wie zu befürchten steht, zum festen Bestandteil unseres Wissens über den modernen Menschen werden, selbst dann, wenn die Seuche, die hier einer scharfsinnigen Analyse unterzogen wurde, endlich gebannt sein sollte.
Der Gegenstand, dem Doktor Aspernicus sein zweibändiges Werk gewidmet hat, betrifft das, was er als den Platz des Todes in der Rangordnung der Kultur bezeichnete. Es ist außerordentlich schwer vorherzusagen, ob der Stellenwert des Todes weiteren Schwankungen unterworfen sein wird, und welche künftigen Folgen dies haben würde. Denn der Prozeß hat bereits seinen ganzen Zyklus durchlaufen, da das Böse nacheinander überall dort lokalisiert wurde, wo seine Lokalisierung nur denkbar erschien, und

da die Eröffnung des nihilistischen Spiels, die durch die Paranoia des Nationalsozialismus erfolgte, bereits bis zu ihrem logischen Ende gelangt ist, nämlich bis zum kollektiven suizidalen Wahnsinn. Was bleibt der Menschheit noch zu tun auf diesem düsteren Arbeitsfeld? Welche Spiele mit dem Tod wird sie noch ersinnen, der einmal verschleiert erscheint, das andere Mal aber aufreizend wirkt durch blutigen Striptease? Diese Frage ohne Antwort beschließt die »Geschichte des Völkermords«.

Krakau
März 1980 - Februar 1981

Bibliothek Suhrkamp

Verzeichnis der letzten Nummern

371 Paul Ludwig Landsberg, Die Erfahrung des Todes
372 Rainer Maria Rilke, Der Brief des jungen Arbeiters
373 Albert Camus, Ziel eines Lebens
375 Marieluise Fleißer, Ein Pfund Orangen
376 Thomas Bernhard, Die Jagdgesellschaft
377 Bruno Schulz, Die Zimtläden
378 Roland Barthes, Die Lust am Text
379 Joachim Ritter, Subjektivität
380 Sylvia Plath, Ariel
381 Stephan Hermlin, Der Leutnant Yorck von Wartenburg
382 Erhart Kästner, Zeltbuch von Tumilat
383 Yasunari Kawabata, Träume im Kristall
384 Zbigniew Herbert, Inschrift
385 Hermann Broch, Hofmannsthal und seine Zeit
386 Joseph Conrad, Jugend
387 Karl Kraus, Nestroy und die Nachwelt
388 Ernst Bloch, Erbschaft dieser Zeit
389 Thomas Mann, Leiden und Größe der Meister
390 Viktor Šklovskij, Sentimentale Reise
391 Max Horkheimer: Die gesellschaftliche Funktion der Philosophie
393 Wolfgang Koeppen, Tauben im Gras
394 Cesare Pavese, Das Handwerk des Lebens
395 Theodor W. Adorno, Noten zur Literatur IV
397 Ferruccio Busoni, Entwurf einer neuen Ästhetik der Tonkunst
398 Ernst Bloch, Zur Philosophie der Musik
399 Oscar Wilde, Die romantische Renaissance
400 Marcel Proust, Tage des Lesens
402 Paul Nizan, Das Leben des Antoine B.
403 Hermann Heimpel, Die halbe Violine
404 Octavio Paz, Das Labyrinth der Einsamkeit
405 Stanisław Lem, Das Hohe Schloß
406 André Breton, Nadja
407 Walter Benjamin, Denkbilder
408 Mircea Eliade, Die Sehnsucht nach dem Ursprung
409 Rainer Maria Rilke, Über Dichtung und Kunst
410 Ödön von Horváth, Italienische Nacht
411 Jorge Guillén, Ausgewählte Gedichte
412 Paul Celan, Gedichte I
413 Paul Celan, Gedichte II
414 Rainer Maria Rilke, Das Testament
415 Thomas Bernhard, Die Macht der Gewohnheit
416 Zbigniew Herbert, Herr Cogito

417 Wolfgang Hildesheimer, Hauskauf
418 James Joyce, Dubliner
419 Carl Einstein, Bebuquin
420 Georg Trakl, Gedichte
421 Günter Eich, Katharina
422 Alejo Carpentier, Das Reich von dieser Welt
423 Albert Camus, Jonas
424 Jesse Thoor, Gedichte
425 T. S. Eliot, Das wüste Land
426 Carlo Emilio Gadda, Die Erkenntnis des Schmerzes
427 Michel Leiris, Mannesalter
428 Hermann Lenz, Der Kutscher und der Wappenmaler
429 Mircea Eliade, Das Mädchen Maitreyi
430 Ramón del Valle-Inclán, Tyrann Banderas
431 Raymond Queneau, Zazie in der Metro
433 William Butler Yeats, Die geheime Rose
434 Juan Rulfo, Pedro Páramo
435 André Breton, L'Amour fou
436 Marie Luise Kaschnitz, Gedichte
437 Jerzy Szaniawski, Der weiße Rabe
438 Ludwig Hohl, Nuancen und Details
439 Mario Vargas Llosa, Die kleinen Hunde
440 Thomas Bernhard, Der Präsident
441 Hermann Hesse – Thomas Mann, Briefwechsel
442 Hugo Ball, Flametti
443 Adolfo Bioy Casares, Morels Erfindung
444 Hermann Hesse, Wanderung
445 Ödön von Horváth, Don Juan
446 Flann O'Brien, Der dritte Polizist
447 Giuseppe Tomasi di Lampedusa, Der Leopard
448 Robert Musil, Die Verwirrungen des Zöglings Törleß
449 Elias Canetti, Der Überlebende
450 Robert Walser, Geschwister Tanner
451 Alfred Döblin, Berlin Alexanderplatz
452 Gertrude Stein, Paris Frankreich
453 Johannes R. Becher, Gedichte
454 Federico García Lorca, Bluthochzeit/Yerma
455 Ilja Ehrenburg, Julio Jurenito
456 Boris Pasternak, Geschichte einer Kontra-Oktave
457 Juan Carlos Onetti, Die Werft
458 Anna Seghers, Die schönsten Sagen vom Räuber Woynok
459 Harry Levin, James Joyce
464 Franz Kafka, Der Heizer
465 Wolfgang Hildesheimer, Masante
466 Evelyn Waugh, Wiedersehen mit Brideshead
467 Gershom Scholem, Walter Benjamin
468 Rainer Maria Rilke, Duineser Elegien

469 Hugo von Hofmannsthal/Rainer Maria Rilke, Briefwechsel
470 Alain, Die Pflicht glücklich zu sein
471 Wolfgang Schadewaldt, Der Gott von Delphi
472 Hermann Hesse, Legenden
473 H. C. Artmann, Gedichte
474 Paul Valéry, Zur Theorie der Dichtkunst
476 Erhart Kästner, Aufstand der Dinge
477 Stanisław Lem, Der futurologische Kongreß
478 Theodor Haecker, Tag- und Nachtbücher
479 Peter Szondi, Satz und Gegensatz
480 Tania Blixen, Babettes Gastmahl
481 Friedo Lampe, Septembergewitter
482 Heinrich Zimmer, Kunstform und Yoga
483 Hermann Hesse, Musik
486 Marie Luise Kaschnitz, Orte
487 Hans-Georg Gadamer, Vernunft im Zeitalter der Wissenschaft
488 Yukio Mishima, Nach dem Bankett
489 Thomas Bernhard, Amras
490 Robert Walser, Der Gehülfe
491 Patricia Highsmith, Als die Flotte im Hafen lag
492 Julien Green, Der Geisterseher
493 Stefan Zweig, Die Monotonisierung der Welt
494 Samuel Beckett, That Time/Damals
495 Thomas Bernhard, Die Berühmten
496 Günter Eich, Marionettenspiele
497 August Strindberg, Am offenen Meer
498 Joseph Roth, Die Legende vom heiligen Trinker
499 Hermann Lenz, Dame und Scharfrichter
500 Wolfgang Koeppen, Jugend
501 Andrej Belyj, Petersburg
503 Cortázar, Geschichten der Cronopien und Famen
504 Juan Rulfo, Der Llano in Flammen
505 Carlos Fuentes, Zwei Novellen
506 Augusto Roa Bastos, Menschensohn
508 Alejo Carpentier, Barockkonzert
509 Elisabeth Borchers, Gedichte
510 Jurek Becker, Jakob der Lügner
512 James Joyce, Die Toten/The Dead
513 August Strindberg, Fräulein Julie
514 Sigmund Freud, Eine Kindheitserinnerung des Leonardo da Vinci
515 Robert Walser, Jakob von Gunten
519 Rainer Maria Rilke, Gedichte an die Nacht
520 Else Lasker-Schüler, Mein Herz
521 Marcel Schwob, Roman der 22 Lebensläufe
522 Mircea Eliade, Die Pelerine
523 Hans Erich Nossack, Der Untergang
524 Jerzy Andrzejewski, Jetzt kommt über dich das Ende

525 Günter Eich, Aus dem Chinesischen
526 Gustaf Gründgens, Wirklichkeit des Theaters
527 Martin Walser, Ehen in Philippsburg
528 René Schickele, Die Flaschenpost
529 Flann O'Brien, Das Barmen
533 Wolfgang Hildesheimer, Biosphärenklänge
534 Ingeborg Bachmann, Malina
535 Ludwig Wittgenstein, Vermischte Bemerkungen
536 Zbigniew Herbert, Ein Barbar in einem Garten
537 Rainer Maria Rilke, Ewald Tragy
538 Robert Walser, Die Rose
539 Malcolm Lowry, Die letzte Adresse
540 Boris Vian, Die Gischt der Tage
541 Hermann Hesse, Josef Knechts Lebensläufe
542 Hermann Hesse, Magie des Buches
543 Hermann Lenz, Spiegelhütte
544 Federico García Lorca, Gedichte
545 Ricarda Huch, Der letzte Sommer
546 Wilhelm Lehmann, Gedichte
547 Walter Benjamin, Deutsche Menschen
548 Bohumil Hrabal, Tanzstunden für Erwachsene und Fortgeschrittene
549 Nelly Sachs, Gedichte
550 Ernst Penzoldt, Kleiner Erdenwurm
551 Octavio Paz, Gedichte
552 Luigi Pirandello, Einer, Keiner, Hunderttausend
553 Strindberg, Traumspiel
554 Carl Seelig, Wanderungen mit Robert Walser
555 Gershom Scholem, Von Berlin nach Jerusalem
556 Thomas Bernhard, Immanuel Kant
557 Ludwig Hohl, Varia
559 Raymond Roussel, Locus Solus
560 Jean Gebser, Rilke und Spanien
561 Stanisław Lem, Die Maske · Herr F.
562 Raymond Chandler, Straßenbekanntschaft Noon Street
563 Konstantin Paustowskij, Erzählungen vom Leben
564 Rudolf Kassner, Zahl und Gesicht
565 Hugo von Hofmannsthal, Das Salzburger große Welttheater
567 Siegfried Kracauer, Georg
568 Valery Larbaud, Glückliche Liebende ...
570 Graciliano Ramos, Angst
571 Karl Kraus, Über die Sprache
572 Rudolf Alexander Schröder, Ausgewählte Gedichte
573 Hans Carossa, Rumänisches Tagebuch
574 Marcel Proust, Combray
575 Theodor W. Adorno, Berg
576 Vladislav Vančura, Der Bäcker Jan Marhoul

577 Mircea Eliade, Die drei Grazien
578 Georg Kaiser, Villa Aurea
579 Gertrude Stein, Zarte Knöpfe
580 Elias Canetti, Aufzeichnungen 1942–1972
581 Max Frisch, Montauk
582 Samuel Beckett, Um abermals zu enden
583 Mao Tse-tung, 39 Gedichte
584 Ernst Kreuder, Die Gesellschaft vom Dachboden
585 Peter Weiss, Der Schatten des Körpers des Kutschers
586 Herman Bang, Das weiße Haus
587 Herman Bang, Das graue Haus
588 Hermann Broch, Menschenrecht und Demokratie
589 D. H. Lawrence, Auferstehungsgeschichte
590 Flann O'Brien, Zwei Vögel beim Schwimmen
591 André Gide, Die Rückkehr des verlorenen Sohnes
592 Jean Gebser, Lorca oder das Reich der Mütter
593 Robert Walser, Der Spaziergang
594 Natalia Ginzburg, Caro Michele
595 Raquel de Queiroz, Das Jahr 15
596 Hans Carossa, Ausgewählte Gedichte
597 Mircea Eliade, Der Hundertjährige
599 Hans Mayer, Doktor Faust und Don Juan
600 Thomas Bernhard, Ja
601 Marcel Proust, Der Gleichgültige
602 Hans Magnus Enzensberger, Mausoleum
603 Stanisław Lem, Golem XIV
604 Max Frisch, Der Traum des Apothekers von Locarno
605 Ludwig Hohl, Vom Arbeiten · Bild
606 Herman Bang, Exzentrische Existenzen
607 Guillaume Apollinaire, Bestiarium
608 Hermann Hesse, Klingsors letzter Sommer
609 René Schickele, Die Witwe Bosca
610 Machado de Assis, Der Irrenarzt
611 Wladimir Trendrjakow, Die Nacht nach der Entlassung
612 Peter Handke, Die Angst des Tormanns beim Elfmeter
613 André Gide, Die Aufzeichnungen und Gedichte des André Walter
614 Bernhard Guttmann, Das alte Ohr
616 Ludwig Wittgenstein, Bemerkungen über die Farben
617 Paul Nizon, Stolz
618 Alexander Lernet-Holenia, Die Auferstehung des Maltravers
619 Jean Tardieu, Mein imaginäres Museum
620 Arno Holz/Johannes Schlaf, Papa Hamlet
621 Hans Erich Nossack, Vier Etüden
622 Reinhold Schneider, Las Casas vor Karl V.
624 Ludwig Hohl, Bergfahrt
625 Hermann Lenz, Das doppelte Gesicht
627 Vladimir Nabokov, Lushins Verteidigung

628 Donald Barthelme, Komm wieder Dr. Caligari
629 Louis Aragon, Libertinage, die Ausschweifung
630 Ödön von Horváth, Sechsunddreißig Stunden
631 Bernard Shaw, Sozialismus für Millionäre
632 Meinrad Inglin, Werner Amberg. Die Geschichte seiner Kindheit
633 Lloyd deMause, Über die Geschichte der Kindheit
634 Rainer Maria Rilke, Die Sonette an Orpheus
635 Aldous Huxley, Das Lächeln der Gioconda
636 François Mauriac, Die Tat der Thérèse Desqueyroux
637 Wolf von Niebelschütz, Über Dichtung
638 Henry de Montherlant, Die kleine Infantin
639 Yasushi Inoue, Eroberungszüge
640 August Strindberg, Das rote Zimmer
641 Ernst Simon, Entscheidung zum Judentum
642 Albert Ehrenstein, Briefe an Gott
643 E. M. Cioran, Über das reaktionäre Denken
644 Julien Green, Jugend
645 Marie Luise Kaschnitz, Beschreibung eines Dorfes
646 Thomas Bernhard, Der Weltverbesserer
647 Wolfgang Hildesheimer, Exerzitien mit Papst Johannes
648 Volker Braun, Unvollendete Geschichte
649 Hans Carossa, Ein Tag im Spätsommer 1947
650 Jean-Paul Sartre, Die Wörter
651 Regina Ullmann, Ausgewählte Erzählungen
652 Stéphane Mallarmé, Eines Faunen Nachmittag
653 Flann O'Brien, Das harte Leben
654 Valery Larbaud, Fermina Márquez
655 Robert Walser, Geschichten
656 Max Kommerell, Der Lampenschirm aus den drei Taschentüchern
657 Samuel Beckett, Bruchstücke
658 Carl Spitteler, Imago
659 Wolfgang Koeppen, Das Treibhaus
660 Ernst Weiß, Franziska
661 Grigol Robakidse, Kaukasische Novellen
662 Muriel Spark, Die Ballade von Peckham Rye
663 Hans Erich Nossack, Der Neugierige
665 Mircea Eliade, Fräulein Christine
666 Yasushi Inoue, Die Berg-Azaleen auf dem Hira-Gipfel
667 Max Herrmann-Neiße, Der Todeskandidat
668 Ramón del Valle-Inclán, Frühlingssonate
669 Marguerite Duras, Ganze Tage in den Bäumen
670 Ding Ling, Das Tagebuch der Sophia
671 Yehudi Menuhin, Kunst und Wissenschaft als verwandte Begriffe
672 Karl Krolow, Gedichte
673 Giovanni Papini, Ein erledigter Mensch
674 Bernhard Kellermann, Der Tunnel
675 Ludwig Hohl, Das Wort faßt nicht jeden

678 Julien Green, Moira
679 Georges Simenon, Der Präsident
680 Rudolf Jakob Humm, Die Inseln
681 Misia Sert, Pariser Erinnerungen
682 Hans Henny Jahnn, Die Nacht aus Blei
683 Luigi Malerba, Geschichten vom Ufer des Tibers
684 Robert Walser, Kleine Dichtungen
685 Reinhold Schneider, Verhüllter Tag
686 Andrej Platonov, Dshan
688 Hans Carossa, Führung und Geleit
689 Ferdinand Ebner, Das Wort und die geistigen Realitäten
690 Hugo Ball, Zur Kritik der deutschen Intelligenz
693 Viktor Šklovskij, Zoo oder Briefe nicht über die Liebe
694 Yves Bonnefoy, Rue Traversière
696 Odysseas Elytis, Ausgewählte Gedichte
697 Wisława Szymborska, Deshalb leben wir
698 Otto Flake, Nietzsche
699 Machado de Assis, Dom Casmurro
700 Peter Weiss, Abschied von den Eltern
701 Wladimir Tendrjakow, Die Abrechnung
702 Ernst Weiß, Der Aristokrat
703 Christian Wagner, Gedichte
704 August Strindberg, Plädoyer eines Irren
705 Ernesto Cardenal, Gedichte
707 Mercè Rodoreda, Reise ins Land der verlorenen Mädchen
708 Jean Giraudoux, Elpenor
709 Yasushi Inoue, Das Tempeldach
710 Bertolt Brecht, Mutter Courage und ihre Kinder
711 Hans Magnus Enzensberger, Verteidigung der Wölfe
712 J. Rodolfo Wilcock, Das Buch der Monster
714 Walter Bauer, Geburt des Poeten
715 Bohumil Hrabal, Schneeglöckchenfeste
716 Michel Leiris, Lichte Nächte und mancher dunkle Tag
718 Heinrich Lersch, Hammerschläge
719 Robert Walser, An die Heimat
721 Odysseas Elytis, Maria Nepheli
722 Max Frisch, Triptychon
723 Uwe Johnson, Mutmassungen über Jakob
724 Heinrich Mann, Professor Unrat
725 Ba Jin, Shading
726 Bohumil Hrabals Lesebuch
727 Adolf Muschg, Liebesgeschichten
728 Thomas Bernhard, Über allen Gipfeln ist Ruh
729 Wolf von Niebelschütz, Über Barock und Rokoko
730 Michail Prischwin, Shen-Schen
731 Ferdinand Bruckner, Mussia
732 Heinrich Mann, Geist und Tat

Bibliothek Suhrkamp

Alphabetisches Verzeichnis